Prof. Dr. Michaela Döll

MSM

Natürliche Hilfe bei Entzündungen und Schmerzen

südwest

INHALT

MSM

VORWORT

Kaum etwas beeinträchtigt unsere Lebensqualität so stark wie Schmerzzustände. Schmerz schränkt die allgemeine körperliche Leistungsfähigkeit ein, verhindert eine positive Grundstimmung und macht nicht selten einsam, denn viele Betroffene ziehen sich im Schmerz aus ihrem sozialen Umfeld zurück. Dabei ist die Pein eine hoch individuelle Angelegenheit – hinter jedem Schmerz steckt eine persönliche Geschichte.

Und wie wird in der medizinischen Betreuung im Allgemeinen mit Schmerzen umgegangen? Menschen, die von dieser Geißel betroffen sind, erhalten in der Regel ein Rezept für eine der klassischen schmerzstillenden Arzneimittel. Diese führen die „Hitliste" aller Medikamente an: Keine Arzneimittelwirkstoffe werden von Therapeuten so häufig empfohlen wie Schmerzmedikamente – trotz aller bekannten Nebenwirkungen. Dazu kommt, dass die meisten Schmerzmittel frei verkäuflich sind und sich somit jeder nach Bedarf seinen eigenen nebenwirkungslastigen „Schmerzmittelcocktail" aus der Apotheke zulegen kann. Hier herrscht eine erstaunliche Sorglosigkeit – angesichts der möglichen heftigen Nebenwirkungen. Diese sind gar nicht so selten: In Deutschland sterben, Schätzungen zufolge, jährlich allein 2000 Menschen an den Folgen der durch diese Wirkstoffe hervorgerufenen Magenblutungen. Auch andere schwerwiegende Begleiterscheinungen, wie z. B. Leber- oder Nierenschäden, sind häufiger zu beobachten. Wenigen Menschen sind diese Risiken tatsächlich bekannt bzw. bewusst. Es herrscht vorrangig die Meinung, dass freiverkäufliche Medikamente nicht besonders problematisch sein dürf-

ten. Wer sich allerdings um seine Gesundheit sorgt und nicht nur mithilfe von Schmerzmitteln weiter „funktionieren" möchte, der wird – trotz Leidensdruck – kritisch mit diesen Wirkstoffen umgehen und nach Alternativen suchen.
Hier kann auf einen schwefelhaltigen Naturstoff verwiesen werden, der in den USA schon seit Langem Anwendung findet und auch bei uns zunehmend bekannt wird: MSM. Die Abkürzung steht für *Methylsulfonylmethan*. Was chemisch klingt, ist tatsächlich Natur: MSM kommt in den verschiedensten Lebensmitteln und in unseren Körperflüssigkeiten vor. Der Naturstoff zeigte in einer Reihe von wissenschaftlichen Untersuchungen nicht nur eine schmerzstillende, sondern u. a. auch eine entzündungshemmende Wirkung. Und damit kann der Schwefelstoff bei nahezu allen schmerz- und entzündungsbedingten gesundheitlichen Problemen angewandt werden. In der richtigen Dosierung und gegebenenfalls auch in Kombination mit weiteren Naturstoffen eingesetzt, kann MSM eine gut verträgliche Alternative zu den klassischen „Schmerzkillern" bzw. entzündungshemmenden Medikamenten sein. Allerdings ersetzt die Anwendung von MSM nicht die Abklärung der Ursache einer schmerzhaften oder auch entzündungsbedingten Erkrankung durch einen Arzt. Hierüber sollten Sie sich im Klaren sein.

Ich wünsche Ihnen eine anregende Lektüre und alles Gute für Ihre Gesundheit!

Herzlichst
Prof. Dr. Michaela Döll

ENTZÜNDUNGEN UND SCHMERZEN BEGLEITEN DIE MEISTEN KRANKHEITSBILDER

Entzündungen – ein „Erste-Hilfe-Programm" des Körpers

Unser Körper ist ein wahres Wunderwerk, das über eine Vielzahl von Verteidigungsmechanismen verfügt. Ob Sportverletzung, Schnittwunde, Verbrennung, Viruserkrankung, Harnwegsinfekt oder Erkältung – er weiß sich zunächst selbst zu helfen. Bei all diesen Erscheinungen leitet er einen äußerst komplizierten Heilungsprozess – eine Entzündung – ein. Bei diesem Vorgang wird ein Heer von Immunzellen in die erkrankte bzw. verletzte Körperregion geschickt. Damit diese möglichst rasch im Wundgebiet eintreffen, wird der Blutfluss verstärkt, denn schließlich ist Blut das Transportmittel für die heilenden Abwehrtruppen. Am Ort des Geschehens versucht diese „Körperpolizei" noch vorhandene Krankheitserreger oder durch Verletzung entstandene Zelltrümmer zu beseitigen. Durch die Verstärkung der Durchblutung rötet sich die Haut und erwärmt sich im Bereich der Wunde. Diese Begleiterscheinungen einer Entzündung (Rötung, Wärmeentwicklung) haben vermutlich viele Menschen, z. B. bei der Verstauchung eines Knöchels oder Ellbogens, schon beobachtet oder selbst erlebt. Schließlich erhöht sich die Durchlässigkeit der Wände der kleinen Blutgefäße im infizierten oder verletzten Gewebe, um den Durchtritt weiterer Abwehrzellen zu erleichtern und damit den Nachschub an Immunzellen zu gewährleisten. Das hat allerdings auch zur Folge, dass sich vermehrt Flüssigkeit aus den Blutbahnen im erkrankten Bereich ansammelt, wodurch es zu Schwellungen kommt. Wenn nun diese Wasseransammlungen auf Nervenenden in der Haut drücken, geht dies in der Regel mit Schmerzen einher. Dadurch kommt es häufig zu einer Schonhaltung: Man versucht, das schmerzende Körperareal – z. B. das verstauchte Gelenk – nicht mehr zu belasten und ist somit in seiner Bewegung eingeschränkt (siehe Kasten unten).

So ist die Entzündung als „Brandherd" ein komplexer Vorgang, der in unserem Körper als Antwort auf einen Reiz eingeleitet wird. Als Reize können Keime, Verletzungen, extreme Kälte oder Hitze oder körperfremde Eiweiße (z. B. in Form von Allergenen) dienen. Die (akute) Entzündung ist grundsätzlich eine sinnvolle Einrichtung der Natur, denn der Körper bekämpft damit Krankheitserreger, schafft Zelltrümmer weg und heilt Verletzungen. Ist die Ursache beseitigt, verschwindet die akute Entzündung wieder.

Klassische Anzeichen bei einer akuten Entzündung

- ☑ Rötung
- ☑ Schwellung
- ☑ Wärme
- ☑ Schmerzen
- ☑ Eingeschränkte Bewegungsfunktion

Chronifizierung: Wenn das „Erste-Hilfe-Programm" aus dem Ruder läuft

Normalerweise kommt eine akute Entzündung nach vollendeter Heilung wieder zum Erliegen. Doch das gelingt dem Körper leider nicht immer. Das „Erste-Hilfe-Programm" des Körpers kann aus dem Ruder laufen, und die entzündlichen Prozesse können chronisch werden. Als Beispiele für Erkrankungen, die mit chronischen Entzündungen einhergehen, seien Gelenkentzündungen (chronische Polyarthritis), Darmentzündungen (z. B. Colitis ulcerosa, Morbus Crohn) oder Hauterkrankungen wie z. B. die Schuppenflechte (Psoriasis) genannt. Besonders problematisch ist häufig vor allem die begleitende Schmerzsymptomatik. In diesem Fall versagen die körpereigenen Mechanismen, und der Organismus ist auf Hilfe von außen (z. B. in Form von Schmerzmitteln oder entzündungshemmenden Medikamenten) angewiesen. Wenn solche „Brandherde" nicht mehr völlig zum Erliegen gebracht werden können und über längere Zeit bestehen bleiben, dann steigt das Risiko für (entzündungsbedingte) Folgeerkrankungen, wie sie im folgenden Abschnitt beschrieben werden.

Gefährlich: niedriggradige, unbemerkte Entzündungen

Auch aus einer vermeintlich abgeheilten akuten Entzündung können – völlig unbemerkt – kleine „Schwelbrände" im Körper zurückbleiben, die sich in den einzelnen Organen immer weiter ausbreiten. In diesem Fall spricht man von den sogenannten niedriggradigen oder stillen Entzündungen, da sie nicht an den oben genannten klassischen Entzündungszeichen erkennbar sind. Sowohl chronische als auch niedriggradige Entzündungen können zur Entstehung chronisch-degenerativer Zivilisationserkrankungen beitragen. So weiß man inzwischen, dass beispielsweise die Veränderungen in den Blutgefäßen, die zu Herzinfarkt oder Schlaganfall führen, viel mit diesen vor sich hin schwelenden entzündungsbedingten „Brandherden" zu tun haben und die klassischen Herz-Kreislauf-Risikofaktoren (z. B. erhöhter Cholesterinspiegel, Bluthochdruck, Rauchen, Übergewicht) allein bei Weitem nicht für alle Herz-Kreislauftode verantwortlich gemacht werden können. Die Atherosklerose und ihre Folgeerkrankungen (Herzinfarkt, Schlaganfall) gelten inzwischen als entzündungsbedingte Erkrankungen. Auch Krebserkrankungen werden mit entzündlichen Prozessen in Verbindung gebracht, denn Botenstoffe, die speziell bei Entzündungen freigesetzt werden, können das Überleben von Tumorzellen, die tagtäglich in unserem Körper entstehen, erleichtern und dafür sorgen, dass die „Körperpolizei" die Krebszellen weniger gut aufspüren kann. Ebenso häufen sich bei Nervenerkrankungen wie z. B. Morbus Alzheimer oder Parkinson sowie bei Stoffwechselkrankheiten (z. B. Diabetes mellitus) die Hinweise auf eine Beteiligung der unbemerkten „Brandherde". Und schließlich vermutet man bei der Entstehung altersbedingter Augenerkrankungen (z. B. altersbedingte Makuladegeneration) bzw. auch diversen Hauterkrankungen (z. B. Neurodermitis) und bei Allergien die Beteiligung solcher „stillen" Entzündungen.

Risiko: Entzündungen können durch den Lebensstil begünstigt werden

- ☑ Allergien
- ☑ Asthma
- ☑ Depressionen
- ☑ Hauterkrankungen
- ☑ Krebs
- ☑ Morbus Parkinson
- ☑ Arthrose
- ☑ Atherosklerose
- ☑ Diabetes mellitus
- ☑ Herzinfarkt
- ☑ Morbus Alzheimer
- ☑ Schlaganfall

Risiko: Entzündungen können durch den Lebensstil begünstigt werden

Das persönliche Risiko für unbemerkte Entzündungen und die damit in Verbindung gebrachten Folgeerkrankungen wird durch unsere Umwelt und unsere Ernährung im Wesentlichen mitbestimmt. Pestizide, Luftschadstoffe, Schwermetalle, chlorierte Kohlenwasserstoffe und sonstige Gifte wirken „brandfördernd". Auch Rauchen und Alkohol im Übermaß begünstigen die „Brandherde". Ebenso triggern bestimmte Medikamente wie z. B. die Antibabypille oder Hormonpräparate (bei Wechseljahresbeschwerden) die Entzündungsherde im Körper. Auch die Ernährung ist von Bedeutung: Eine Kost, die reich ist an Fast Food, Süßigkeiten, Kuchen und Co. wirkt als „Brandbeschleuniger". Wer sich hingegen vitalstoffreich ernährt, viel frisches Gemüse und Obst verzehrt, das reich an Polyphenolen ist (z. B. Beerenfrüchte), der nimmt eine „antientzündliche Kost" zu sich. Zu dieser gehören unbedingt auch die Gewürzpflanzen, z. B. Ingwer und Kurkuma (Gelbwurz), denn diese enthalten verschiedene bioaktive Pflanzenstoffe, die dabei helfen können, dem Entzündungsfeuer die „Flamme auszublasen". Hilfreich sind auch pflanzliche Enzyme, z. B. aus Papaya und Ananas, welche die Selbstheilungskräfte bei Entzündungen unterstützen und sich gerade auch bei solchen Krankheitsbildern in der Vergangenheit bestens bewährt haben. Und schließlich sollte hier auch auf die Omega-3-Fettsäuren aus Algen oder Kaltwasserfisch (z. B. Hering, Makrele) verwiesen werden, denn diese wirken ebenfalls entzündungshemmend. Auf schlechte Fette (z. B. in Wurstwaren, Fertiggerichten) und Süßigkeiten sollte weitgehend verzichtet werden. Zucker wirkt entzündungsfördernd. Die richtige, „antientzündliche" Kost kann somit einen nennenswerten Beitrag zur Vermeidung niedriggradiger, unbemerkter Entzündungen und der damit verbundenen Krankheitsrisiken leisten.

Übergewicht begünstigt Entzündungen

Übergewicht ist im Zusammenhang mit dem Entzündungsrisiko ebenfalls ein großes Problem. Die überschüssigen Pfunde sind nicht nur lästig, sie begünstigen auch „Schwelbrände". Vor allem Bauchfett gibt entzündungsfördernde Botenstoffe ab. Wer sein Entzündungsrisiko niedrig halten möchte, der sollte unbedingt auf die Einhaltung seines Normalgewichts achten. Häufig ist bei übergewichtigen Menschen der Stoffwechsel (Fett- und Kohlenhydratstoffwechsel) träge, wodurch nicht nur die Gewichtsreduktion, sondern auch das Halten des Normalgewichts erschwert werden kann. Hier können geprüfte Pflanzenextrakte Abhilfe schaffen. Ein solcher Pflanzenextrakt (z. B. figuracell®, Apotheke) aus Zitrusfrüchten (Blutorange, Orange, Grapefruit) wurde in zwei wissenschaftlichen Untersuchungen (mit Frauen und Männern) an übergewichtigen Personen getestet. Nach einer dreimonatigen Anwendung zeigte sich eine Gewichtsreduktion um durchschnittlich 5,2 Kilogramm sowie eine Abnahme des Taillen- und Hüftumfangs um jeweils mehr als 5 Zentimeter im Durchschnitt. Das entspricht einer Abnahme von etwa ein bis zwei Kleidergrößen. Bei Männern lag die Reduktion des Taillenumfangs sogar bei 7,4 Zentimetern, jener der Hüfte bei 5,6 Zentimetern. Der studiengeprüfte Wirkstoff zeigt eine ausgeprägte Steigerung der Fettverbrennung. Dabei wird vor allem das schädliche Bauchfett abgebaut. Der Zitrusfruchtextrakt hemmt das Enzym Phosphodiesterase, welches seinerseits die Fettverbrennung blockieren kann und dafür sorgt, dass die überschüssigen Pfunde auf der Hüfte bzw. am Bauch bleiben. Wird dieses Enzym gehemmt, so greift der Körper vermehrt auf die Fettreserven zurück und baut das überschüssige Fett ab. Zusätzlich unterstützen kann man die Fettverbrennung durch die Anwendung von Grüntee-Extrakt, denn dieser erhöht die Thermogenese (Energieverlust durch „Wärmeverpuffung") und greift ebenfalls positiv in den Fettstoffwechsel ein. Damit kann die Fettverbrennung – im Sinn eines Wirksynergismus – zusätzlich effizient unterstützt werden. Interessant ist auch die Anwendung von Bittermelonenextrakt. Bislang liegen über 100 Veröffentlichungen vor, welche eine Wirksamkeit hinsichtlich der Verbesserung des Insulinstoffwechsels und eine positive Wirkung auf den Kohlenhydratstoffwechsel für das Kürbisgewächs belegen. Auch eine Senkung des Körpergewichtes ist für die Bittermelone nachgewiesen worden. Daher empfiehlt es sich, zur Verbesserung der Fettverbrennung und Optimierung des Kohlenhydratstoffwechsels alle genannten Pflanzenextrakte kombiniert im Rahmen einer Dreimonatskur anzuwenden. Bei Fragen zu geeigneten Produkten können Sie mich gerne kontaktieren (Kontaktdaten im Anhang auf S. 119).

Mein Tipp: Achten Sie darauf, Ihr Normalgewicht zu halten. Bewegen Sie sich regelmäßig und verzehren Sie reichlich polyphenolreiche Früchte (z. B. Acai-, Goji- und Heidelbeeren) und Gewürzpflanzen wie z. B. Ingwer und Kurkuma mit Kurkumin (oder alles kombiniert, zusammen mit pflanzlichen Enzymen und vielen Gemüsesorten in dem Produkt Plantazym® aus der Apotheke). Bei den Fetten sollten Sie die entzündungshemmenden Omega-3-Fettsäuren bevorzugen. Diese gibt es auch ohne den „fischigen" Geschmack auf pflanzlicher Basis (aus Algen) in Kapselform. Aber Vorsicht: Die Qualität ist ausschlaggebend! Sollten Sie hier an einer Produktempfehlung interessiert sein, können Sie mich gerne kontaktieren. Meine Kontaktdaten finden Sie im Anhang auf S. 119.

Schmerzen – eine Volkskrankheit: „schmerzliche Fakten"

Viele Menschen haben gelegentlich Schmerzen wie z. B. Kopf- oder Rückenschmerzen. Für etwa 12 Millionen Menschen gehört diese Folter allerdings zum Alltag: Sie werden von chronischen Schmerzen geplagt. Am häufigsten sind – einer repräsentativen Umfrage zufolge – Rückenschmerzen, gefolgt von Kopf-, Nerven- und Tumorschmerzen. Diese bestehen bei vielen Betroffenen über einen langen Zeitraum – bei etwa jedem Fünften schon seit ungefähr 20 Jahren. Zur Chronifizierung von Schmerzen können nicht nur die zugrunde liegenden Erkrankungen beitragen, sondern auch berufliche Belastungen und Überforderungen sowie bestehende Konflikte (am Arbeitsplatz oder im privaten Umfeld). Für die Betroffenen bedeutet das chronische Leiden eine große Einbuße an persönlicher Lebensqualität, die u. a. von Stimmungsschwankungen bis hin zu Depressionen, Angstzuständen und Schlafstörungen negativ mitbestimmt wird. Zudem ziehen sich viele Schmerzpatienten häufig zurück, schränken soziale Kontakte ein und vereinsamen dadurch mehr und mehr. Auch volkswirtschaftlich betrachtet stellen Schmerzzustände ein großes Problem dar: Jährlich fallen in Deutschland knapp 40 Milliarden Euro an direkten oder indirekten Kosten an. Etwa drei Viertel dieser Summe müssen für Krankengeld, Arbeitsausfälle und Frühverrentungen aufgebracht werden. Dabei spielen die Begleiterscheinungen des Schmerzes eine große Rolle: Etwa 80 Prozent der chronischen Schmerzpatienten, die zusätzlich mit Depressionen und psychischen Belastungen zu kämpfen haben, kehren nicht an ihren Arbeitsplatz zurück.

Schmerz – eine sehr persönliche Angelegenheit

Die Natur hat sich das gut ausgedacht: Drohen wir uns zu verletzen, dann zieht der Körper die Notbremse. Der Schmerz, der z. B. dann entsteht, wenn wir auf eine heiße Herdplatte fassen, sagt uns: Vorsicht – hier droht Gefahr! Daraufhin ziehen wir unwillkürlich die Hand zurück. So hat man in der Vergangenheit Schmerzen immer als Schutzfunktion gegen schädliche äußere Einflüsse wie z. B. Hitze, Kälte oder drohende Verletzungen definiert. Wir haben den Schmerz auch als Begleitung einer Entzündung kennengelernt. Inzwischen ist man bei der Vorstellung von der Entstehung der Pein allerdings vom Ursache-Wirkungs-Prinzip abgerückt, denn man weiß, dass es sich dabei um einen sehr komplexen Vorgang handelt, bei dem viele Einflussgrößen eine Rolle spielen. So ist die Schmerzempfindung eine hoch individuelle Angelegenheit. Viele Faktoren (wie z. B. Ängste, psychische Vorerkrankungen) können mitbestimmend sein. Daher spricht man auch vom „bio-psycho-sozialen Modell der Schmerzwahrnehmung". Die Weltschmerzorganisation „International Association for the Study of Pain" (IASP) beschreibt Schmerz als „ein unangenehmes

Sinnes- und Gefühlserlebnis, welches mit aktueller oder potenzieller Gewebeschädigung verknüpft ist oder mit Begriffen einer solchen Schädigung beschrieben wird". Körperliche, seelische und soziale Vorgänge stehen bei der Schmerzempfindung eng miteinander in Verbindung. Gedanken, Gefühle, Stress, Konflikte und das soziale Miteinander können das Schmerzempfinden verstärken oder abschwächen. Auch die Schlafqualität scheint eine Rolle zu spielen. Menschen, die schlecht schlafen, empfinden Schmerzen stärker als jene, die ohne Störung nachts durchschlafen. Besonders intensiv können sich Schmerzen in der Einschlafphase zeigen, aber auch Tiefschlaf- und Traumphasen scheinen hierbei von Bedeutung zu sein. Menschen, die nicht tief schlafen, klagen häufiger über Schmerzen (Gelenke, Muskeln). Wussten Sie übrigens, dass Personen, die in der Nacht vor einer Operation schlecht schlafen, nach erfolgter Durchführung des Eingriffs stärker unter Schmerzen leiden als jene, die in der Nacht zuvor ruhig schlafen konnten? Das haben Untersuchungen gezeigt.

Frauen – die Indianerin kennt den Schmerz

Schmerzen werden auch geschlechtsspezifisch unterschiedlich wahrgenommen. Frauen haben eine niedrigere Schmerzschwelle und sind im Allgemeinen schmerzempfindlicher als Männer. Schmerzhafte Zustände, wie z. B. Spannungskopfschmerz, Migräne, Fibromyalgie oder das Reizdarmsyndrom, kommen bei Frauen besonders häufig vor. Auch Rücken-, Nacken- oder Schulterschmerzen sind beim weiblichen Geschlecht öfter anzutreffen. Die Schmerzverarbeitung läuft bei Frauen auch anders ab als bei Männern: Wenn Frauen Schmerzen ausgesetzt sind, beginnt ihr Herz schneller zu schlagen, bei Männern steigt dagegen der Blutdruck. Die Zentrale, über die das Schmerzempfinden gesteuert wird, ist das Gehirn. Und dort werden bei der Frau offensichtlich andere Areale aktiviert als beim Mann. So verarbeiten Frauen Schmerz durch Aktivierung des limbischen Systems, welches für Gefühle zuständig ist, während bei Männern eher der kognitive Bereich, der den Verstand fordert, aktiviert wird. Dazu kommt, dass das typisch männliche Sexualhormon – das Testosteron – das Schmerzempfinden dämpft. Anscheinend war diese Anpassung in der Evolution bei schmerzgefährlichen Stresssituationen (z. B. im Kampf mit wilden Tieren) hilfreich, während die Frau schon immer eher emotional „gepolt" war. Bei Frauen ist aber auch der Hormonhaushalt von großem Einfluss auf die Schmerztoleranz. Die weiblichen Sexualhormone (Östrogene) können die Schmerzweiterleitung an das Gehirn verstärken, während andere weibliche Hormone (Progesteron) den Schmerz abschwächen, daher ist „frau" in der zweiten Hälfte des Menstruationszyklus in der Regel weniger schmerzempfindlich. Übrigens: Vor, während und nach der Geburt sorgt das veränderte hormonelle Zusammenspiel dafür, dass Frauen weniger schmerzempfindlich sind und somit die Wehen und Geburtsschmerzen besser ertragen können.

Schmerz ist Kopfsache

Schmerzen werden ursächlich von Reizen (z. B. einer Verletzung) hervorgerufen. Dabei nimmt dieses Warnsignal seinen Ausgang an bestimmten „Schadensmeldern", die in der Haut oder den Organen (z. B. Muskulatur, Knochenhaut, Gelenken, inneren Organen) lokalisiert sind. Diese „Schmerzfühler" (Schmerzrezeptoren) befinden sich als kleine Sinneszellen an den Enden von Nervenfasern, die wiederum unseren Körper als weitverzweigtes Netzwerk durchziehen. Droht die Gefahr einer Gewebsschädigung bzw. ist diese bereits erfolgt, dann leiten die Schmerzrezeptoren diese Information in Form von elektrischen Impulsen blitzschnell an das Rückenmark weiter.

Grundlegend unterscheidet man (beim Oberflächenschmerz) zwei Nerventypen: die schnell leitenden A-Fasern, die die Signale quasi als „Expresszustellung" weiterleiten und die C-Fasern, welche die Information etwas langsamer und damit zeitverzögert zum Rückenmark hintransportieren. Das Rückenmark dient als erste Schaltzentrale. Hier werden die ankommenden Signale geprüft und sortiert. Von den Schaltstellen im Rückenmark gehen auch Reflexe aus, die das Gehirn nicht beeinflussen kann (etwa Zurückziehen der Hand von einer heißen Herdplatte). Diese können sich z. B. in Form von Muskelverspannungen bemerkbar machen. Die Blutgefäße können sich verengen, der Blutdruck kann steigen, und Schweiß kann auftreten. An der Umschaltstelle des Rückenmarks entsteht noch kein bewusstes Schmerzgefühl. Erst nach Weiterleitung der hier angekommenen Informationen zum Gehirn kann sich der Schmerz einstellen. Dabei sind verschiedene Areale des Gehirns an der Wahrnehmung der Pein beteiligt. Die aus dem Rückenmark ankommenden Impulse passieren zunächst das „Tor zum Bewusstsein" – den Thalamus. Dieser Bereich des Gehirns kann eigenständig entscheiden, ob der Mensch – z. B. bei Gefahr – die Flucht ergreifen soll. Gleichzeitig kann der Thalamus die Nervensignale an drei andere Bereiche des Gehirns – an das limbische System, das Weckzentrum und das Großhirn – weiterleiten. Während das Weckzentrum für eine Schärfung der Sinne sorgt, ist das limbische System für die emotionale Verarbeitung der Signale zuständig. Das Großhirn schließlich lässt das Gefühl „Schmerz" entstehen und rückt es in unser Bewusstsein. Somit gibt es kein einzelnes Schmerzzentrum im Gehirn; vielmehr entsteht die Pein – unter dem Einfluss der eingehenden Nervenimpulse – durch das Zusammenspiel verschiedener Areale im Gehirn. Das Schmerzgefühl wird somit aktiv im Körper erzeugt.

Mein Tipp: Schmerz und Psyche sind eng miteinander verbunden. Gedanken, Gefühle und Ängste können das Schmerzempfinden verstärken. Daher sind auch die persönliche Einstellung zum Krankheitsgeschehen und die positive (oder negative) Grundhaltung von großer Bedeutung. Bei schmerzreduzierenden Maßnahmen (z. B. Physiotherapie, Schmerzmittel) ist die Erwartungshaltung für den Wirkungseintritt genauso wichtig wie die Maßnahme selbst – das haben wissenschaftliche Untersuchungen gezeigt. Versuchen Sie daher, immer positiv gestimmt zu bleiben und geben Sie die Hoffnung auf Schmerzlinderung niemals auf!

Warum beim Wettkampf der Schmerz manchmal ausbleibt

Vom Gehirn gehen Nervenbahnen aus, die – umgekehrt – bis zum Rückenmark reichen. Dadurch kann das Gehirn die Umschaltstelle im Rückenmark kontrollieren. Ist die Schaltstelle verschlossen, ist keine Schmerzwahrnehmung möglich – die Impulse, die aus den Nerven ankommen, werden unterdrückt. Das passiert beispielsweise in Wettkampfsituationen, bei akutem Stress oder akuter Angst. So erklärt es sich auch, warum beispielsweise Sportler trotz einer im Verlauf eines Spiels erlittenen schlimmen Verletzung weiterspielen können und erst später – nach dem Wettkampf – den dadurch hervorgerufenen Schmerz wahrnehmen. Hierbei spielen die körpereigenen Endorphine eine wichtige Rolle. Diese körpereigenen „Schmerzmittel" werden im Gehirn zur Dämpfung des Schmerzes hergestellt. Von der Evolution her sollen es diese Substanzen dem Körper ermöglichen, trotz Verletzung (z. B. durch ein wildes Tier) die Gefahrenzone noch zu verlassen. Im Rückenmark und im Gehirn befinden sich eigens für diese Biomoleküle geschaffene Andockstellen (Opiatrezeptoren). Werden diese von genügend Endorphinen besetzt, wird die Weiterleitung der Nervenimpulse unterbunden. Steht der Körper z. B. bei starker körperlicher Forderung oder akuter enormer Belastung „unter Strom" (z. B. in einer Schrecksituation), werden besonders viele Endorphine gebildet. So kann der Körper z. B. bei einem Unfall mit schweren Verletzungen den Schmerz kurzfristig abmildern oder sogar ganz ausschalten. Erst wenn die Akutsituation vorbei ist und der Körper wieder weniger eigene „Schmerzkiller" bildet, stellt sich die Pein schließlich ein.

Chronischer Schmerz – ein eigenständiges Krankheitsbild

Ein Skiunfall mit verstauchtem Knöchel kann einem den Urlaub ganz schön vermiesen. Die damit einhergehenden akuten Schmerzen signalisieren die Gewebsverletzung. Doch nach ein paar Tagen Schonung nehmen die Beschwerden in einem solchen Fall in der Regel wieder ab, und bald ist man wieder ganz die oder der „Alte". Beim Akutschmerz haben wir es mit einem echten Warnsignal zu tun, welches nach Beseitigung der Ursache wieder zurückgefahren wird (siehe Kasten S. 25).

Das ist beim chronischen Schmerz nicht der Fall. Hier kann die Pein über Wochen, Monate oder sogar Jahre bestehen oder auch immer wiederkehren, selbst wenn der Auslöser nicht mehr vorhanden ist. Dauerhaft bestehende Schmerzen werden in der Medizin inzwischen als eigenes Krankheitsbild betrachtet. In der wissenschaftlichen Forschung spricht man von chronischen Schmerzen, wenn diese über einen Zeitraum von mindestens drei bis sechs Monaten bestehen bleiben und die körperliche sowie seelische Lebensqualität der Betroffenen beeinträchtigt ist. Der Schmerz hat hier seine Warnfunktion verloren und sich verselbstständigt. Wie kann es dazu kommen? Jeder Schmerz hinterlässt im Nervensystem Spuren. Kommen Schmerzzustände häufiger vor oder bleiben sie über einen längeren Zeitraum bestehen, dann werden die weiterleitenden Nervenzellen im Rückenmark und im Gehirn immer empfindlicher für nachfolgende Schmerzreize. Die Schmerzerfahrungen „brennen" sich in die Sinneszellen ein und führen letztlich im Gehirn zum sogenannten Schmerzgedächtnis. Für die schmerzverarbeitenden Gehirnregionen ist der Schmerz dann kein Akutereignis mehr, sondern ein Dauerzustand. Die Überempfindlichkeit des schmerzverarbeitenden Systems kann sogar so weit gehen, dass geringfügige Berührungen Schmerzzustände auslösen bzw. verschlimmern können. Erbanlagen können die Chronifizierung von Schmerzen begünstigen. Aber auch psychosoziale Faktoren wie z. B. Isolation, Bewegungsarmut, depressive Zustände, Mutlosigkeit, Frustration, Sorgen und

Ängste können dazu beitragen. Ebenso stehen Stress und unterdrückte Gefühle als Mitverursacher im Verdacht. Damit geraten die Betroffenen nicht selten in einen echten Teufelskreis, denn die Schmerzen gehen häufig mit den aufgeführten Begleiterscheinungen einher, wodurch die Schmerzempfindung zusätzlich intensiviert werden kann.

Unterschiede zwischen akutem und chronischem Schmerz	
Akuter Schmerz	**Chronischer Schmerz**
☑ Warnsignal ☑ Verschwindet nach Beseitigung der Ursache ☑ Meistens auf das verletzte bzw. erkrankte Körperareal begrenzt ☑ Psychische und soziale Einflüsse sind von untergeordneter Bedeutung.	☑ Eigenständiges Krankheitsbild ☑ Bleibt bestehen, auch wenn die Ursache beseitigt ist ☑ Kann den ganzen Körper betreffen ☑ Wird von psychosozialen Faktoren wesentlich mitbestimmt

Am Ort des Geschehens: Es gibt unterschiedliche Schmerzarten

Schmerzen können generell überall im Körper auftreten. Grundlegend unterscheidet man hier – nach ihrer Lokalisation im Körper – diverse Schmerzformen: Oberflächenschmerzen (z. B. durch Hitze oder Kälte) betreffen die Haut. Hier schlagen die in der äußeren Hülle lokalisierten Nervenzellen Alarm. Einen solchen Schmerz empfindet man beispielsweise beim Einstechen einer Nadel. Die Schmerzzuordnung ist hierbei in der Regel eindeutig.

Tiefenschmerzen können z. B. in den Gelenken, Knochen, Muskeln und im Bindegewebe vorkommen. Zu dieser Form gehören nicht nur Muskelkrämpfe und Zerrungen, sondern auch Kopfschmerzen. Meistens handelt es sich hierbei um dumpfe Schmerzen, die schwer zu lokalisieren sind.

Die dritte Form – die Eingeweideschmerzen – können die inneren Organe betreffen und beispielsweise Begleiterscheinungen von Krämpfen und/oder Entzündungen sein. Nieren- und Gallenkoliken sowie Blinddarmentzündungen gehören zu dieser dritten Schmerzform.

Dann gibt es noch die Nervenschmerzen (neuropathische Schmerzen). Sie werden durch Schäden oder Druck an den Nervenfasern, die für die Signalweiterleitung zuständig sind, verursacht. Derartige Schmerzen können sich z. B. als Folge eines bestehenden Diabetes mellitus oder einer Gürtelrose einstellen. Auch die durch Bandscheibenvorfälle verursachte Pein und die Trigeminusneuralgie, die den Gesichtsnerv betrifft, werden zu dieser Schmerzform gezählt.

Und schließlich kennt man auch noch den psychogenen Schmerz, der durch seelische Belastungen verursacht werden kann, die den Betroffenen unerträglich erscheinen. Dieses Leid kann sich beispielsweise als Folge des schmerzlichen Verlusts eines geliebten Menschen zeigen. Der Körper reagiert mit wiederkehrenden Schmerzen, ohne dass eine körperliche Störung zugrunde liegt.

ARZNEIMITTELBOOM: SCHMERZMITTEL UND ENTZÜNDUNGSKILLER AUF PLATZ 1

Mehr Schmerzmittel denn je

Die Behandlung von Schmerzen – vor allem chronischer – stellt für die Medizin eine große Herausforderung dar. Obgleich man in den vergangenen Jahren mehr und mehr auf eine Therapie setzt, die auch verhaltenstherapeutische Ansätze beinhaltet, wird bei der Behandlung noch immer am häufigsten auf Schmerzmittel zurückgegriffen. Daher ist es nicht verwunderlich, dass diese Arzneimittel die „Hitliste" aller Verordnungen anführen, wobei viele Medikamente, die eine schmerzstillende und entzündungshemmende Wirkung entfalten, zudem in der Apotheke frei verkäuflich sind. Die Rezeptierung von Schmerzmitteln ist im Zeitraum von 2005 bis 2015 sprunghaft – um 50 Prozent – angestiegen. Das zeigen Daten, die vom Deutschen Arzneiprüfungsinstitut (DAPI) veröffentlicht wurden. Vor allem Allgemeinmediziner greifen gerne zum Rezeptblock. Dabei gehören in erster Linie Frauen zu den Anwendern. Das mag damit zu tun haben, dass Frauen häufiger zum Arzt gehen und hinsichtlich ihrer gesundheitlichen Probleme im Allgemeinen kommunikationsbereiter sind als Männer. Zudem sind sie – wie bereits erwähnt – schmerzempfindlicher und haben öfter mit Schmerzen (z. B. Migräne) zu tun. Problematisch ist hier allerdings vor allem der Aspekt, dass Schmerzmittel bei Frauen anders wirken können und von ihnen auch anders vertragen werden, da die weiblichen Wesen eine andere Körperzusammensetzung aufweisen als ihre männlichen Artgenossen. Zudem fehlen hier häufig Arzneimittelstudien mit speziellen Aussagen zur Dosierungsempfehlung, denn noch immer werden Medikamente vorrangig an Männern getestet. Auch bei älteren Menschen ist die Gabe von Schmerzmitteln besonders kritisch zu betrachten, denn sie nehmen häufig einen ganzen „Pillen-Cocktail" ein, wobei es zu Wechselwirkungen unbekannten Ausmaßes kommen kann. Auch das mögliche Suchtpotenzial steht bei der Anwendung von starken Schmerzmitteln immer wieder in der Diskussion.

Schmerztherapie: das WHO-Stufenschema

Die Weltgesundheitsorganisation hat Schmerzmittel – nach ihrer unterschiedlich starken Wirkung – in drei Gruppen eingeteilt: Die erste Gruppe betrifft „einfache" Arzneimittelwirkstoffe, die bei leichten Schmerzen angewandt werden. Sie werden als „nichtsteroidale Antirheumatika" (NSAR) bezeichnet, da sie aufgrund ihrer stark entzündungshemmenden und schmerzlindernden Wirkung in erster Linie zur Therapie des klassischen Gelenkrheumas eingesetzt wurden. Dazu gehören z. B. Paracetamol, Diclofenac, Acetylsalicylsäure und Ibuprofen. Auch die Gruppe der Coxibe (z. B. Celecoxib) werden zu dieser ersten Stufe des Schmerzbehandlungsschemas gerechnet. Sie sollen den Schmerz direkt am Ort des Entstehens bekämpfen. Mittlerweile werden diese Schmerzkiller u. a. auch bei Kopf- und Zahnschmerzen, bei Migräne, Arthrose und fieberhaften Infekten eingesetzt. Die zweite Gruppe der Schmerzmittel werden unter dem Begriff „Opioide" zusammengefasst. Diese greifen in die Schmerzweiterleitung und -verarbeitung im Rückenmark und im Gehirn ein. Vertreter dieser Substanzklasse sind z. B. Tramadol oder Tilidin N. Sie werden etwa bei schweren Bandscheibenvorfällen, bei Nervenschmerzen oder auch bei Krebserkrankungen angewendet. Häufig werden diese Arzneimittel auch mit denen der WHO-Stufe 1 kombiniert. Die dritte Gruppe der Schmerzmittel umfasst ebenfalls Wirkstoffe, die sich vom Morphin ableiten und als „starke Opioide" bezeichnet werden. Beispiele für diese Schmerzmittelgruppe sind u. a. das Morphin selbst oder Oxycodon, Hydromorphon oder Fentanyl. Sie unterliegen dem Betäubungsmittelgesetz und werden vor allem bei Tumorschmerzen oder anderen sehr starken Schmerzen eingesetzt.

Leichte Schmerzmittel – die Nebenwirkungsproblematik ist beachtlich

Der Preis für die Schmerzreduktion kann hoch sein: Alle Schmerzmittel – auch frei verkäufliche – können problematische Nebenwirkungen entfalten (siehe Tabelle S. 30). Am meisten gefürchtet sind bei der Anwendung der leichten Medikamente (WHO-Stufenschema 1) Komplikationen im Magen-Darm-Bereich. Durch diese Arzneimittel werden nämlich Enzyme (Prostaglandine) blockiert, die zwar entscheidend an der Schmerz- und Entzündungsentstehung beteiligt, aber gleichzeitig wichtig für den Schutz der Magenschleimhaut sind. Eine intensive Langzeittherapie mit NSAR führt bei 70 Prozent der Patienten zu Magenschleimhautschäden. Auch Magen- und Zwölffingerdarmgeschwüre können sich einstellen. Man schätzt, dass in Deutschland jährlich etwa 2000 Menschen an den Folgen von NSAR-bedingten Magenblutungen sterben. Vorsicht ist vor allem bei älteren Personen geboten. Das Risiko für derartige Nebenwirkungen steigt jenseits des

60. Lebensjahres um den Faktor 7(!) an. Die Weiterentwicklung dieser Schmerzmittel hat zu neuen Präparaten (Coxibe) geführt, die gezielt nur das die Entzündung verursachende Enzym blockieren, das „Magenschutzenzym" aber nicht berühren und daher als magenverträglicher gelten.

Mögliche Nebenwirkungen von leichten Schmerzmitteln (NSAR, WHO-Stufenschema 1)	
Magen-Darm-Bereich	☑ Magenbrennen ☑ Erbrechen ☑ Magengeschwür
Leber	☑ Erhöhung der Leberwerte
Niere	☑ Nierenfunktionsstörungen ☑ Störungen des Wasser- und Mineralstoffhaushalts
Haut	☑ Juckreiz ☑ Ausschlag ☑ Nesselsucht
Nervensystem	☑ Kopfschmerzen ☑ Schlaf- und Sehstörungen ☑ Depressionen
Allergische Reaktionen	☑ Asthma bronchiale ☑ Lebensbedrohlicher (anaphylaktischer) Schock
Blut	☑ Blutbildveränderungen, Abfall der weißen Blutkörperchen

Problematisch ist eine Dauermedikation mit den Antischmerzbomben. Bei längerer Anwendung (mindestens 1 Jahr) kann bei vorbelasteten Personen ein Herzinfarkt oder Schlaganfall begünstigt werden. Ebenso sind die möglichen Wechselwirkungen mit anderen Medikamenten zu beachten: Deren Therapieeffekte können durch die gleichzeitige Anwendung von NSAR verstärkt oder abgeschwächt werden (siehe Kasten unten und S. 32). Das betrifft beispielsweise die Wechselwirkung mit Blutverdünnungsmitteln (Macumar), herzwirksamen Medikamenten (z. B. Digoxin), harntreibenden Mitteln und Medikamenten gegen Bluthochdruck (Betablocker) sowie Medikamenten gegen Depressionen. Durch die Schmerzmittel kann beispielsweise die blutverdünnende Wirkung von Macumar oder der herzwirksame Effekt von Digitalis (roter Fingerhut) verstärkt werden. Diese Medikamente müssten – bei gleichzeitiger Einnahme mit NSAR – in ihrer täglichen Dosis gegebenenfalls neu angepasst werden. Falls Sie mehrere Medikamente einnehmen, sprechen Sie hierzu bitte Ihren behandelnden Arzt an.

Beispiele für Wechselwirkungen der leichten Schmerzmittel mit anderen Arzneimittelwirkstoffen

Folgende Medikamente werden bei gleichzeitiger NSAR-Einnahme in ihrer Wirkung verstärkt:

☑ Blutverdünnungsmittel (Macumar)
☑ Blutzuckersenkende Mittel
☑ Herzwirksame Medikamente (Digoxin)
☑ Mittel zur Unterdrückung der überschießenden Immunreaktion

Folgende Medikamente werden bei gleichzeitiger NSAR-Einnahme in ihrer Wirkung abgeschwächt:

- ☑ Wassertreibende Mittel (Diuretika)
- ☑ Blutdrucksenker (Betablocker)

Trickkiste: Kleinere Packungsgrößen bieten keinen Schutz vor Missbrauch

Die frei verkäuflichen Schmerzmittel haben nicht nur eine Menge möglicher Nebenwirkungen, sie sind auch im Hinblick auf Missbrauch und Vergiftungen gefährlich. So wurden in den deutschen Giftzentralen beispielsweise im Jahr 2011 mehr als 4000 Paracetamol-Vergiftungsfälle registriert. Das Problem speziell bei diesem Wirkstoff ist die geringe therapeutische Breite, das bedeutet, eine relativ geringe Erhöhung der empfohlenen Tagesdosis kann bereits zu schwerwiegenden Vergiftungserscheinungen führen. Ab einer Menge von 4 Gramm/Tag (das entspricht 8 Tabletten zu je 500 mg) beginnt es bereits kritisch zu werden. In der Folge kann – auch bei zuvor gesunden Menschen – die Leber versagen. Wird Paracetamol mit anderen Wirkstoffen zusammen angewendet, sind negative Wechselwirkungen zwischen diesen Substanzen möglich. Auch andere Kombinationen (wie z. B. Ibuprofen in Kombination mit Naproxen) werden als kritisch bei der Selbstmedikation betrachtet. Auch das Missbrauchsrisiko ist hier relativ hoch: Etwa 70 Prozent der 2011 registrierten Vergiftungen mit Paracetamol wurden mutwillig (mit Selbstmordabsichten) herbeigeführt. Auch bei den anderen Schmerzkillern kommt es häufiger zu einem Missbrauch mit Vergiftungsabsichten, wenngleich hier die erforderliche Dosis (im Vergleich zu Paracetamol) höher ist. Daher wurden von offizieller Seite (Bundesinstitut für Arzneimittel und Medizinprodukte) kleinere Verpackungseinheiten für diese Medikamente angeregt. Inzwischen gibt es z. B. den Wirkstoff Paracetamol, der nach wie vor frei verkäuflich ist, tatsächlich nur noch in kleinen Mengen. Allerdings ist damit keine Garantie gegen den Tablettenmissbrauch gegeben.

Mein Tipp: Wenn Sie hin und wieder von leichteren Schmerzen betroffen sind, dann sollten Sie vermehrt auf psychische und körperliche Stressauslöser achten, um der Wiederkehr der Schmerzen entgegenzuwirken. Stress kann zu erhöhter Muskelanspannung und dadurch zu Schmerzzuständen führen. Stressbedingt können sich Schmerzen verstärken. Achten Sie auch auf Ihre Körperhaltung – vermeiden Sie Fehlhaltungen. Und beachten Sie mögliche Schmerzauslöser durch die Ernährung (z. B. Histamin in Lebensmitteln). Führen Sie ein „Schmerztagebuch", notieren Sie dort alles, was von Bedeutung sein könnte (Ernährung, Sport, Bewegung, psychische Belastungen), um den Auslösern auf die Spur zu kommen.

Starke Schmerzmittel – starke Nebenwirkungen

Der Leidensdruck der von chronischen bzw. starken Schmerzen Betroffenen ist hoch. Daher werden in diesen Fällen häufig stärker wirksame Arzneimittel eingesetzt, welche die Pein zwar effizient lindern, aber auch stark beeinträchtigende Begleiterscheinungen haben können. So kann es bei der Anwendung z. B. zu einer Hemmung der Nierentätigkeit und einer Verengung des Blasenschließmuskels kommen, daraus resultiert häufig eine verminderte Urinabgabe. Die Magen- und Darmentleerung kann verzögert sein, und es kann sich eine Verstopfung einstellen. Nicht selten kommt es auch zu einer Erweiterung der Blutgefäße und damit zu einem Blutdruckabfall. Weiterhin sind Übelkeit, Erbrechen und Hautveränderungen mit Juckreiz möglich. Die Anwendung ist für Personen mit Atemwegserkrankungen (z. B. Asthma) problematisch, denn die Wirkstoffe dämpfen die Atmung. Sowohl die Anwendungs- und Dosierungsempfehlungen wie auch das Absetzen dieser Medikamente gehören zwingend in die Hand eines Arztes. Starke Opioide haben eine geringe therapeutische Breite, d. h. die Gefahr einer Überdosierung ist groß. Ist eine Beendigung der Anwendung (etwa durch eine Verbesserung des Krankheitsbilds) möglich, dann muss das Arzneimittel stufenweise langsam reduziert werden, um Entzugserscheinungen zu verhindern. Das körperliche und psychische Abhängigkeitspotenzial von starken Opioiden ist zwar grundsätzlich gegeben, wird aber unter kontrollierten therapeutischen Bedingungen als minimal angesehen. Dennoch wird die Verordnung dieser Arzneimittel üblicherweise nur nach einer sorgfältigen Nutzen-Risiko-Abwägung vorgenommen.

Bei der Einnahme von Schmerzmitteln muss man einiges beachten

Schmerzen sind immer ein Warnsignal des Körpers. Am Anfang jeder Behandlung muss eine ärztliche Untersuchung erfolgen, wobei die Ermittlung der Schmerzursache im Vordergrund stehen sollte und nicht deren Überdeckung durch schmerzstillende Substanzen – damit ist Ihnen als PatientIn nur kurzfristig geholfen. Setzen Sie nie eigenmächtig die verordneten (oder empfohlenen) Medikamente ab! Sie sollten immer erst Rücksprache mit Ihrem Therapeuten halten. Eine Langzeittherapie mit Schmerzmitteln kann – wie bereits gesagt – zu schweren Magen- und Darmkomplikationen führen. Insbesondere sollten Sie bei der langfristigen Einnahme von Schmerzmitteln auf folgende Punkte achten:

- ☒ Verzichten Sie während der Einnahmezeit in jedem Fall auf Alkohol.
- ☒ Entlasten Sie Ihre Gelenke durch gymnastische Übungen und bequeme Schuhe, das hilft Medikamente einzusparen.
- ☒ Ernähren Sie sich magenfreundlich:
  Schränken Sie Ihren Verzehr von Kaffee, scharf gebratenem oder gepökeltem Fleisch und schwerverdaulichem Gemüse (z. B. Kohl) ein.
- ☒ Achten Sie auf die Farbe Ihres Stuhls (schwarzer Stuhl, der sogenannte Teerstuhl, kann ein Hinweis auf ein Magen- oder Darmgeschwür sein).
- ☒ Wenn Sie ein Kombinationspräparat gegen Schmerzen eingenommen haben, sollten Sie an diesem Tag auf die Anwendung weiterer Schmerzmittel verzichten oder mindestens 6 Stunden bis zur nächsten Einnahme warten.
- ☒ Um gefährliche Wechselwirkungen mit anderen Medikamenten zu verhindern, sollten Sie unbedingt mit Ihrem Arzt über alle Medikamente sprechen, die Sie regelmäßig einnehmen.

Kortison – das Allheilmittel gegen Entzündungen

Entzündungen werden in der klassischen Schulmedizin nicht nur mit NSAR, sondern auch häufig mit Kortison bekämpft. Diese Substanz zählt zur Gruppe der Glukokortikoide. Darunter versteht man eine Gruppe von Hormonen, die in der Nebennierenrinde z. B. bei Stress vermehrt gebildet werden. Bei drohenden Gefahren und Belastungen sorgt die aktive Form des Kortisons – das Cortisol – dafür, dass wir bereit für Angriff oder Flucht sind. Kortison (Cortisol) fördert nämlich die Umwandlung von Eiweiß und Fett in Energie liefernde Kohlenhydrate: Der Körper ist durch mehr Traubenzucker im Blut bestens für die Stresssituation gerüstet.

Als Notfallmedikament kann Kortison – bei kurzer Anwendungsdauer – auch tatsächlich effizient wirken und das Entzündungsfeuer „ausblasen". Der Wirkmechanismus des synthetisch hergestellten Kortisons, welches in der Therapie von schmerzhaften bzw. entzündlichen Erkrankungen Anwendung findet, beruht auf seiner Fähigkeit, die Entzündung zu unterdrücken. Dabei ist die entzündungshemmende Wirkung des synthetisch hergestellten Hormons viel stärker ausgeprägt als bei der körpereigenen Substanz. So kann der Wirkstoff z. B. bei angeschwollenen, entzündeten und schmerzenden Gelenken die reinste Erlösung sein: Innerhalb kürzester Zeit bildet sich die Schwellung zurück, die Schmerzen lassen nach, und der Patient ist nach der Verabreichung vielleicht sogar völlig beschwerdefrei. Gegen einen solchen „Feuerwehreinsatz" mit dem Medikament gibt es wenig zu sagen. Äußerst problematisch allerdings gestaltet sich die Langzeitanwendung von Kortison.

Die langfristige Anwendung von Kortison sollte vermieden werden

Hier kann es zu einer Reihe von schweren Nebenwirkungen kommen (siehe Auflistung S. 38). Hier seien als Beispiele u. a. die Schwächung des körpereigenen Abwehrsystems und die damit verbundene Gefahr von Infektionen (z. B. durch Bakterien, Viren) sowie die Begünstigung von Augenerkrankungen (z. B. grauer und grüner Star) angeführt.

Nicht selten kommt das Arzneimittel auch bei Gelenkbeschwerden zum Einsatz. Das kann sich dann zusätzlich negativ auf die Gelenkerkrankung auswirken, denn der Entzündungshemmer Kortison schwächt das Bindegewebe und lässt die Muskeln und Sehnen schlapp werden. So kann es – auch bei nur sehr geringer Anstrengung – rasch zu Sehnenabrissen kommen, wobei insbesondere die Achillessehnen und die Oberarm-Bizeps-Sehnen betroffen sind.

Außerdem ist die knochenentkalkende Wirkung von Kortison zu bedenken, denn dadurch wird der Osteoporose Vorschub geleistet. Vielfach wird Kortison direkt in das entzündete Gelenk gespritzt, was eine zusätzliche Gefahr birgt: Hier ist – durch das mögliche Einschleppen von Krankheitserregern mit der Spritze – die Gefahr einer Infektion im Gelenk gegeben. Das Risiko ist an sich zwar relativ gering, kann aber gerade bei Patienten mit einem geschwächten Abwehrsystem durchaus hoch werden. Von regelmäßigen Injektionen sollte daher auf jeden Fall Abstand genommen werden. Bei der rein äußerlichen Anwendung von Kortison hält sich die Nebenwirkungsproblematik im Allgemeinen in deutlich engeren Grenzen.

Beispiele für mögliche Nebenwirkungen, die bei der Langzeitanwendung von Kortison auftreten können:

- ☒ Abwehrschwäche
- ☒ Augenerkrankungen (grauer Star, grüner Star)
- ☒ Begünstigung der Osteoporose
- ☒ Gewichtszunahme
- ☒ Hautveränderungen (Dünnerwerden der oberen Hautschicht, Rötungen)
- ☒ Psychische Veränderungen (etwa Depressionen, Antriebsschwäche, Reizbarkeit, Konzentrationsstörungen)
- ☒ Wachstumsstörungen
- ☒ Schlafstörungen
- ☒ Stoffwechselstörungen (z. B. erhöhte Blutzuckerwerte, Begünstigung des Diabetes mellitus)
- ☒ Verschlechterung der Gelenkfunktionen (Muskel- und Bindegewebsschwäche, Förderung von Arthrose)
- ☒ Wassereinlagerungen („Vollmondgesicht")

MSM – DIE ORGANISCHE SCHWEFEL-VERBINDUNG ALS SANFTE ALTERNATIVE

Ein Naturstoff mit schmerzstillenden Eigenschaften

MSM steht für Methylsulfonylmethan. Trotz des chemisch klingenden Namens handelt es sich hierbei um einen Naturstoff, der in pflanzlichen und tierischen Organismen sowie in vielen Lebensmitteln (etwa in Milch und verschiedenen Früchten) und in unseren Körperflüssigkeiten (z. B. im Blut) vorkommt. Der zentrale Baustein dieses Biomoleküls ist der Schwefel. Die biologischen Eigenschaften und medizinischen Wirkungen von MSM wurden in den vergangenen Jahrzehnten intensiv erforscht und sind in der Praxis immer mehr in die therapeutischen Empfehlungen und Anwendungen eingeflossen. Allerdings sind es eher die naturheilkundlich orientierten bzw. ganzheitlich denkenden Therapeuten, denen gut verträgliche (nebenwirkungsarme) Behandlungsansätze wichtig sind, die mit MSM arbeiten. In der klassischen Schulmedizin ist MSM bislang noch nicht wesentlich zur Kenntnis genommen worden, dabei sind die möglichen Wirkeffekte dieser Substanz äußerst bemerkenswert. So gilt MSM u. a. als natürlicher „Schmerzkiller" und entzündungshemmender Stoff. Daher ist das Biomolekül bei allen Erkrankungen, die mit Schmerzen und/oder Entzündungen (z. B. Gelenkerkrankungen, Rückenschmerzen, Fibromyalgie, Muskel-, Kopfschmerzen u. v. m.) einhergehen, von Interesse. Auch dazu, dass es sich zur Unterstützung von Entgiftungsmaßnahmen und zur Anwendung bei Hauterkrankungen oder Allergien eignet, liegen inzwischen Hinweise aus wissenschaftlichen Untersuchungen vor. MSM hat inzwischen in der Praxis ein

breites Anwendungsgebiet erreicht. MSM darf man übrigens auf gar keinen Fall mit MMS (Miracle Mineral Supplement), einer sauren Substanz aus giftigem Natriumchlorit – dem Natriumsalz der Chlorigen Säure – verwechseln! Beide Stoffe haben nichts miteinander zu tun – lediglich die Ähnlichkeit der Abkürzungen könnte in die Irre führen.
Bevor ich nun auf die positiven Einzelwirkungen des Naturstoffs MSM eingehe, möchte ich Ihnen zunächst die Bedeutung des Schwefels für unseren Körper erläutern und aufzeigen, wie es zur Entdeckung des gut verträglichen Wirkstoffs kam.

Schwefel – lebensnotwendiger Mineralstoff mit vielen Funktionen

Schwefel wird meist stiefkindlich behandelt, wenn es um die Aufklärung der Bedeutung von Mineralstoffen geht, obgleich es sich um ein ganz wesentliches Element im Körper handelt. Die Substanz wird in erster Linie zum Aufbau und für den Strukturerhalt von Körpereiweiß (Proteinen) benötigt. So ist organischer Schwefel u. a. Bestandteil von Strukturproteinen wie z. B. dem Kollagen, welches mit 30 Prozent das Haupteiweiß des Bindegewebes ausmacht. Und dieses wiederum ist als Baustoff für Knorpel, Knochen, Sehnen, Bänder und Zähne unverzichtbar. Kollagen ist außerdem wichtig für unsere Haut: Es lässt sie glatt und jung erscheinen. Auch die Transportproteine wie z. B. der rote Blutfarbstoff (Hämoglobin) sind auf die Verfügbarkeit des Mineralstoffs angewiesen. Schwefel spielt zudem, als Bestandteil von schwefelhaltigen Aminosäuren, eine bedeutende Rolle bei der Produktion von Enzymen, Hormonen, Nervenbotenstoffen und Abwehrstoffen des Immunsystems. Ohne Schwefel kann der Körper diese lebensnotwendigen Eiweiße nicht herstellen. Und da Schwefelbrücken die Struktur von Eiweißen stabilisieren, ist dieser Mineralstoff die Funktion dieser Eiweiße unverzichtbar. Bei einem Mangel an Schwefel können die Folgen u. a. in Haarausfall und Hautveränderungen, Störungen des Energiestoffwechsels und einer unzureichenden Entgiftung bestehen. Auch das Immunsystem, der Nervenstoffwechsel und der Säure-Basen-Haushalt können dadurch in Mitleidenschaft gezogen werden.

Leistungsstark und schön – dank schwefelhaltiger Aminosäuren

Schwefel ist Bestandteil bestimmter Aminosäuren, aus denen der Körper die Proteine zusammensetzt. Da wäre einmal die schwefelhaltige Aminosäure L-Cystein zu nennen. Diese (und damit den Schwefel) benötigen wir z. B. für den Schutz der Körperzellen, die Unterstützung der Leber und die Entgiftung (z. B. von Schmerzmitteln, Alkohol oder Schwermetallen), die Immun- und die Nervenfunktionen. Die Aminosäure ist zudem der vorherrschende Eiweißbaustein in der Haut, den Haaren und den Nägeln . L-Cystein kräftigt die Magen- und Darmschleimhaut und wirkt (z. B. medikamenteninduzierten) Schäden entgegen. Zudem fördert dieser schwefelhaltige Eiweißbaustein die Aufnahme von Eisen. Auch für die Knochengesundheit scheint diese Aminosäure eine wichtige Rolle zu spielen, denn niedrige L-Cystein-Plasmasiegel gehen mit einer Verminderung der Knochendichte einher (siehe Tabelle S. 43). Eine weitere schwefelhaltige Aminosäure ist L-Methionin. Diesen Baustein benötigen wir u. a. für die Herstellung von Fetten, die in die Nervenzellen eingebaut werden sowie für die Produktion von Nervenbotenstoffen. Damit ist diese Aminosäure für das gut funktionierende Nervensystem unverzichtbar. Aber auch das Schlafhormon Melatonin, welches den Schlaf-Wach-Rhythmus regelt, ist von der Verfügbarkeit des L-Methionin abhängig. Melatonin benötigen wir übrigens auch als „Waffe" gegen die vorzeitige Alterung und zur Erhaltung der Schlagkraft des Immunsystems. Weiterhin ist der schwefelhaltige Eiweißbaustein L-Methionin am Aufbau des Kreatins mitbeteiligt. Und dieser körpereigene Stoff, der überwiegend im Skelettmuskel vorkommt, dient vor allem Organen mit hohem Leistungsbedarf als Energiespeicher. So ist Kreatin wichtig für die körperliche Leistungsfähigkeit (z. B. beim Sport), für das Herz und das Nervensystem. L-Methionin unterstützt die Regeneration der Leber, wirkt dort übermäßigen Fetteinlagerungen entgegen und fördert die Ausleitung von Giften. Abschließend wäre auch noch der Aminosäure-Abkömmling Taurin zu nennen, der in der Leber aus Methionin und Cystein (unter der Beteiligung von Vitamin B_6) gebildet wird. Auch Taurin ist für seine entgiftende Wirkung bekannt. Zudem wird dieser eiweißartige Stoff zur Bildung von Gallensäure und für den Fettstoffwechsel benötigt. Taurin fungiert auch als Schutzstoff für das Herz und die Netzhaut im Auge. Auch im Energiestoffwechsel spielt diese Substanz eine wichtige Rolle. Und schließlich ist auch die Bedeutung des Taurins bei der Erregungsleitung der Nervenzellen und den Gehirnstoffwechsel bekannt. Ein Mangel an Schwefel – und damit eine unzureichende Bereitstellung schwefelhaltiger Aminosäuren – kann weitreichende Konsequenzen für unsere Gesundheit haben (siehe Tabelle rechts).

Die Bedeutung von schwefelhaltigen Aminosäuren bzw. deren Abkömmlingen und mögliche Mangelerscheinungen bei unzureichender Versorgung	
Aminosäure bzw. Abkömmling	**Mangelerscheinungen**
L-Cystein	☑ Verringerung der Muskelmasse ☑ Abnahme der Knochendichte ☑ Erhöhtes Infektionsrisiko ☑ Neigung zu Entzündungen ☑ Haarausfall ☑ Hautveränderungen ☑ Nervosität, Konzentrationsstörungen
L-Methionin	☑ Erhöhte Infektanfälligkeit ☑ Schlafstörungen ☑ Störungen des Säure-Basen-Haushalts ☑ Verlust an Muskelmasse ☑ Unzureichende Entgiftung
Kreatin	☑ Verminderung der Leistungsfähigkeit ☑ Muskelschwäche ☑ Müdigkeit
Taurin	☑ Netzhautveränderungen ☑ Störung des Leber- und Fettstoffwechsels ☑ Fehlfunktion des Nervensystems ☑ Vermehrte Entzündungsneigung ☑ Wachstumsstörungen ☑ Herzschwäche

Heilsam: ein Bad in der Schwefelmenge

Schwefel hat im Heilwesen – vor allem in Form von wohltuenden warmen Schwefelbädern – eine lange Tradition. Bereits die alten Griechen und Römer schätzten die entspannende und zugleich heilende Wirkung eines solchen Bads z. B. bei Verspannungen oder der Ermüdung des Bewegungsapparats. So soll beispielsweise Agamemnon, der Anführer der Griechen im Trojanischen Krieg, seine verwundeten Soldaten bereits vor über 3000 Jahren zu den schwefelhaltigen heißen Quellen in die Nähe des heutigen Izmir in der Türkei gebracht haben. Mozart und Beethoven genossen die wohltuende Wirkung heißer schwefelhaltiger Quellen in Österreich. Napoleon I. und Enrico Caruso suchten italienische Schwefelbäder wegen ihres heilsamen Einflusses bei Gelenkbeschwerden auf. Auch heutzutage werden schwefelhaltige Thermalbäder gegen die verschiedensten Beschwerden therapeutisch genutzt. Man schätzt z. B. die entspannende Wirkung auf die Muskulatur, die Verbesserung der Durchblutung und der Sauerstoffaufnahme. Schwefelbäder wirken entzündungshemmend und bremsen die vermehrte Talgproduktion, was beispielsweise in Zusammenhang mit Akne von Bedeutung sein kann. Positive Erfahrungen mit dem schwefelhaltigen warmen Nass liegen auch für die verschiedensten rheumatischen Erkrankungen, Muskelschmerzen oder entzündlichen Hauterkrankungen (Neurodermitis, Schuppenflechte) vor.

Mein Tipp: Organischer Schwefel ist für den Aufbau von Körpereiweiß (Enzyme, Hormone, Abwehrstoffe u. v. m.), für gesunde Nervenfunktionen, gesunde Haut und Haare sowie Beweglichkeit (Gelenke) unverzichtbar. Über die Nahrung können wir Schwefel am besten mit tierischen Produkten (z. B. Fleisch, Fisch, Meerestiere, Eier, Käse) aufnehmen. Aber auch Nüsse enthalten Schwefel. Behalten Sie Ihre Ernährung im Auge. Bei einer eiweißarmen Ernährung kann es dem Körper an Schwefel mangeln, denn dieser wird durch die genannten Lebensmittel überwiegend in Form von Eiweißbausteinen – z. B. schwefelhaltigen Aminosäuren – angeliefert.

Am Anfang kannte man nur DMSO

In der Geschichte der medizinischen Anwendung organischer Schwefelverbindungen stieß man nicht gleich auf den Wirkstoff MSM. Man machte vielmehr zuvor erst einmal Erfahrungen mit der „Mutter" von MSM, dem DMSO. DMSO steht für *Dimethylsulfoxid.* Auch diese Substanz kommt natürlicherweise in pflanzlichen und tierischen Organismen vor. Wir nehmen sie in Spuren mit der Nahrung auf, und somit befindet sich auch DMSO in unserem Blut. Der Naturstoff kommt auch im Holzstoff von Bäumen vor. In Versuchen mit Bäumen und anderen Pflanzen zeigte sich, dass DMSO innerhalb des Pflanzenkörpers offensichtlich alle Hürden überwinden und in alle Gewebe eindringen kann. Man beobachtete, dass dies einerseits auf die winzige Teilchengröße, andererseits auf eine Verbesserung der Durchlässigkeit der pflanzlichen Zellwände zurückzuführen ist. Es ließ sich sogar nachweisen, dass DMSO als eine Art „Taxi" fungieren kann und in der Lage ist, Stoffe in Zellen und Gewebe einzuschleusen. Das eröffnete für die äußerliche Anwendung von Wirkstoffen völlig neue Perspektiven: Mithilfe von DMSO gelang es, nicht nur den im Molekül selbst enthaltenen Schwefel, sondern auch andere

Substanzen (z. B. Arzneimittelwirkstoffe) über die Haut direkt ins Blut zu transportieren. Schon vor etwa 150 Jahren gelang es dem russischen Wissenschaftler Dr. Alexander Saytzeff, DMSO synthetisch herzustellen. Allerdings dauerte es noch Jahrzehnte, bis man diesen Wirkstoff tatsächlich in der Medizin anwendete.

DMSO – schmerzstillend und entzündungshemmend

Zu DMSO liegen inzwischen unzählige Veröffentlichungen vor, die auf ein breites Therapiespektrum – allen voran eine schmerzstillende und entzündungshemmende Wirkung – schließen lassen. Trägt man beispielsweise den schwefelhaltigen Naturstoff äußerlich direkt auf die Haut eines verstauchten Knöchels auf, so kann man innerhalb kürzester Zeit einen Rückgang der Schwellung feststellen. Der Wirkstoff hemmt entzündungsfördernde Enzyme und unterbindet die Ansammlung von weißen Blutkörperchen im Entzündungsgebiet, wodurch der entzündliche Prozess zusätzlich gestoppt wird. DMSO hat sich darüber hinaus als hocheffizienter Radikalfänger erwiesen. Freie Radikale sind an der Aufrechthaltung von Entzündungen und an Gewebsschädigungen immer mitbeteiligt. DMSO vernichtet diese aggressiven, schädlichen kleinen Teilchen. Bei Blutergüssen hat sich ebenfalls eine ausgeprägte positive Wirkung der Substanz gezeigt: Es kommt rasch zum Abschwellen des betroffenen Areals, und der Heilungsprozess wird gefördert. Die schmerzstillende Wirkung des schwefelhaltigen Naturstoffs beruht auf der Hemmung der Weiterleitung der Schmerzreize über das Rückenmark zum Gehirn. Auch äußerlich angewandt (Salbe, Gel, Tinktur) ist DMSO

schmerzstillend und wirkt Ödemen entgegen. Mittlerweile wird DMSO weltweit erfolgreich bei Verletzungen und Schmerzzuständen eingesetzt. Auch eine antiinfektiöse Wirkung (Bakterien), gefäßerweiternde Effekte und eine Verbesserung des Harnflusses wurden dieser Substanz bescheinigt.
Millionen von Menschen griffen bislang auf den natürlichen „Schmerzkiller" zurück. Dabei konnte auch diesem Wirkstoff – wenn er in entsprechenden therapeutischen Dosen angewandt wird – eine gute Verträglichkeit mit einem geringen Nebenwirkungspotenzial attestiert werden. Allerdings kann konzentriertes DMSO (welches normalerweise nicht für medizinische Zwecke genutzt wird) auch zellgiftige Wirkungen entfalten. Trotz der vorzüglichen Therapieeigenschaften von DMSO haftet der Substanz ein großer Nachteil an: Bei äußerlicher oder innerlicher Anwendung können sich fischartige bzw. knoblauchartige Körperausdünstungen entwickeln. Das ist natürlich für die Betroffenen und ihre Mitmenschen äußerst unangenehm.

MSM: effiziente Wirkung – ohne Körperausdünstungen

DMSO wird nach seiner Aufnahme in den Körper zu einem Teil in Dimethylsulfid, zu einem anderen Teil in Methylsulfonylmethan (MSM) überführt, wobei Ersteres den unangenehmen Geruch verursacht. Solche Schwefelverbindungen machen beispielsweise auch den charakteristischen Geruch von gekochtem Kohl aus, lassen beim Zwiebelschneiden Tränen fließen oder sind natürlicherweise im Knoblauch enthalten. Gerade Zwiebelgewächse sind sehr reich an schwefelhaltigen Stoffen, die für die besondere entzündungshemmende und keimabtötende Wirkung dieser Pflanzengruppe ursächlich sein sollen. Obgleich zu MSM weit weniger Untersuchungen vorliegen als zu DMSO, konnte man bisher doch eine Reihe jener positiven Effekte bestätigen, die für die Muttersubstanz DMSO bereits beobachtet wurden. So kann MSM beispielsweise eine ebenso gute schmerz- und entzündungshemmende Wirkung bescheinigt werden. MSM wird – vor allem in den USA – bei Schmerzen und entzündungsbedingten Erkrankungen aller Art angewendet (siehe Aufzählung S. 49). Auch wirkt MSM entkrampfend auf Muskeln, gefäßerweiternd und entgiftend. Der Naturstoff lockert zudem das Bindegewebe und fördert die Wundheilung. Ebenso scheint sich die Eigenschaft der Zell- und Gewebedurchgängigkeit von MSM mit der von DMSO zu decken. Und der besondere Vorteil im Vergleich der Substanzen: Nach der Einnahme wird MSM – anders als DMSO – nicht in das geruchserzeugende Dimethylsulfid überführt, und damit bleibt der unangenehme Körpergeruch aus. In vielen Fällen ist es sinnvoll, MSM mit Knorpelstoffen wie z. B. Glucosamin(hydrochlorid), Chondroitinsulfat, Hyaluronsäure, Vitamin C, Vitamin D und Mangan kombiniert anzuwenden, denn davon können Knorpel, Bänder, Muskeln, Bindegewebe und Knochen profitieren. Das gilt vor allem bei Beschwerden im Bereich der Arthrose, Bänderdehnungen, Muskelbeschwerden, Osteoporose, Bindegewebserkrankungen, Sportverletzungen und Rückenschmerzen. Zusätzlich können entzündungshemmende Pflanzenextrakte wie z. B. Brennnesselextrakt die Wirkung von MSM optimieren. Am sinnvollsten ist es daher, Kombinationspräparate zu wählen, die alle genannten Bestandteile beinhalten.

Sollten Sie hier eine Beratung wünschen, können Sie mich gerne kontaktieren (meine Kontaktdaten finden Sie auf S. 119).

Beispiele für die mögliche Anwendung von MSM bei schmerzhaften bzw. entzündungsbedingten Erkrankungen bzw. medizinischen Maßnahmen von A bis Z:

- ☒ Allergien
- ☒ Arthrose
- ☒ Bänderdehnungen
- ☒ Darmentzündung
- ☒ Entgiftung
- ☒ Fibromyalgie
- ☒ Gelenkentzündung (Chronische Polyarthritis)
- ☒ Gesichtsschmerz
- ☒ Harnwegsentzündung
- ☒ Hauterkrankungen
- ☒ Ischiasschmerzen
- ☒ Karpaltunnelsyndrom
- ☒ Kopfschmerzen
- ☒ Migräne
- ☒ Muskelverspannungen
- ☒ Nervenschmerzen
- ☒ Osteoporose
- ☒ Rückenschmerzen
- ☒ Schleimbeutelentzündung
- ☒ Sehnenscheidenentzündungen
- ☒ Sportverletzungen
- ☒ Verstauchungen
- ☒ Zahnschmerzen

Mein Tipp: MSM ist eine gute Alternative zu DMSO. Wenn es um Schmerzen und Entzündungen in den Gelenken geht, dann ist die Kombination von MSM mit Knorpelstoffen (Glucosaminhydrochlorid, Chondroitinsulfat), Hyaluronsäure, Mangan, Pflanzenextrakten (z. B. Hagebutten- oder Brennnesselextrakt) und Vitamin C ratsam.

KRANKHEITEN UND BESCHWERDEN VON A BIS Z

Viele Erkrankungen und gesundheitlichen Beschwerden werden von Schmerzen und Entzündungen begleitet. Im Folgenden möchte ich Ihnen diese Erkrankungen mit ihren Ursachen und Begleiterscheinungen näher beschreiben und aufzeigen, wie man sie mit MSM behandeln kann.

Allergien – Fehlleitung eines überforderten Immunsystems

Allergien haben in den vergangenen Jahrzehnten extrem zugenommen. In Deutschland leidet inzwischen bereits etwa jeder Vierte an allergiebedingten Beschwerden. Besonders häufig tritt der Heuschnupfen auf. Hier ist der gefürchtete „Etagenwechsel" häufig Auslöser für Asthma bronchiale. Dabei sind dann die unteren Atemwege betroffen, und es kommt zu entzündlichen Prozessen in den Bronchien und der Lunge, die zum Anschwellen der Schleimhäute führen. Kurzatmigkeit oder Atemnot ist dann vielfach die Folge. Etwa 40 Prozent der „Heuschnupfen-Patienten" entwickeln unter nicht erfolgter oder unzureichender Behandlung nach etwa acht Jahren eine Asthma-Erkrankung, die auch in unserer zivilisierten Welt zum Tod führen kann. So stirbt in Westeuropa etwa alle 60 Minuten ein Mensch an dieser (akuten) Atemnot.

Bei Allergien handelt es sich um eine Fehlleitung des Immunsystems. Unsere Abwehrtruppen sind normalerweise dazu da, Krankheitserreger (Bakterien, Viren, Pilze) oder z. B. auch Tumorzellen aufzuspüren. Dafür ist unser Abwehrsystem ständig in Habachtstellung und allzeit bereit, seine Kampftruppen loszuschicken. Dabei richtet es seine Schlagkraft normalerweise ausschließlich gegen fremde Eindringlinge bzw. andersgeartete Zellen. Im Regelfall kommt es nach getaner Arbeit wieder zur Ruhe und wartet auf seinen nächsten Einsatz. In einigen Fällen ist das Immunsystem allerdings ständig in Alarmbereitschaft: Es reagiert gegen vermeintlich fremde Stoffe und richtet sich dabei gegen den eigenen Körper: Allergien (und Autoimmunerkrankungen) können die Folge sein. Obgleich die Ursachen für eine solche Fehlleitung bzw. Überreaktion des Immunsystems noch nicht ausreichend geklärt sind, gibt es einige Gründe, die für den drastischen Anstieg der Allergien aufgeführt werden können. So spielen sehr wahrscheinlich – neben einer erblichen Vorbelastung – Umweltgifte wie z. B. Luftschadstoffe, Schwermetalle oder sonstige Gifte, mit denen wir täglich in Berührung kommen, eine Rolle. Diese können durch die Atmung, über die Haut (z. B. Kleidergifte und Kosmetika) oder über die Nahrung in unseren Körper gelangen und die Immunzellen – vor allem auf unseren Schleimhäuten – irritieren. Hier hauptsächlich auch die vielen verschiedenen Nahrungsmittelzusätze (z. B. Geschmacksverstärker, Aromen, Konservierungsstoffe etc.) zu nennen, die u. a. auch mit den im Darm ansässigen Abwehrzellen in eine Wechselwirkung treten können.

Wie kann MSM helfen?

In der klassischen Medizin werden Allergien sehr häufig mit sogenannten Antihistaminika behandelt. Diese Wirkstoffe hindern die Immunzellen am Ausschütten von Botenstoffen, die für die lästigen Begleiterscheinungen (z. B. Fließschnupfen, Augentränen, Hautrötungen, Juckreiz, Quaddelbildung) verantwortlich sind. Sie können mit Begleiterscheinungen, etwa Mundtrockenheit, Kopfschmerzen, Übelkeit, Bauchschmerzen, Schwindel und – seltener – auch mit Herzrhythmusstörungen und/oder Müdigkeit, einhergehen. MSM hat in der praktischen Anwendung in vielen Fällen zu einer deutlichen Verbesserung der Allergiesymptome (z. B. bei Heuschnupfen) geführt. In einer klinischen Untersuchung mit 50 Personen, die unter Heuschnupfen litten, wurde der mögliche Erfolg von MSM für die Dauer von 30 Tagen getestet. Jeweils am 7., 14., 21. und 30. Anwendungstag wurde eine Auswertung der Symptome vorgenommen. Weiterhin wurden zu Beginn und gegen Ende der Anwendungsdauer allergieanzeigende Laborwerte (z. B. Immunglobulin E) erfasst. Eine deutliche Verbesserung der unangenehmen Begleiterscheinungen des Heuschnupfens (Fließschnupfen, Atembeschwerden) zeigte sich teilweise bereits ab dem 7. Tag der Anwendung. Nach der Gesamtanwendungsdauer von 30 Tagen hatten sich alle Beschwerden gebessert, und die Studienteilnehmer berichteten von einer deutlichen Steigerung ihrer Leistungsfähigkeit im Alltag. Man geht davon aus, dass der Naturstoff ebenfalls (wie die Arzneimittel) die Histaminausschüttung hemmt. Von der Anwendung können Menschen, die z. B. unter Heuschnupfen, Hausstaubmilben- und/oder Kontaktallergien leiden, profitieren, wobei MSM – im Gegensatz zu den klassischen Medikamenten, die ansonsten hier zum Einsatz kommen – gut verträglich ist.

Mein Tipp: Achten Sie bei einer bestehenden Allergie auch auf Ihren Darm. Häufig liegt bei allergischen Beschwerden auch eine bakterielle Fehlbesiedlung des Darms vor. Eine Darmsanierung mit Probiotika kann hier zusätzlich zur MSM-Anwendung hilfreich sein. Die „guten" Darmkeime dichten die Darmschleimhaut ab, wodurch allergieauslösende Stoffe nicht mehr so leicht aus dem Darm ins Blut gelangen können. Zudem beeinflussen Probiotika auch das gestresste Immunsystem positiv.

Arthrose – Abnutzung des Gelenkknorpels

Schmerzende, geschwollene oder steife Gelenke – davon sind viele Menschen betroffen. Häufig ist eine Abnutzung des Gelenkknorpels (Arthrose) die Ursache für die Beschwerden. Die Erkrankung ist die am häufigsten vorkommende degenerative Gelenkerkrankung. Derzeit leiden 90 Prozent der Menschen über 65 Jahre an Gelenkverschleiß. Schätzungen zufolge sind in Deutschland insgesamt etwa 30 Millionen Menschen betroffen. Arthrose ist der Grund für jede vierte Frühverrentung. Die Erkrankung ist aber nicht nur eine Frage des Alters. Auch jüngere Menschen können bereits Abnutzungserscheinungen des Knorpels aufweisen. Man geht davon aus, dass diese bei etwa jedem zweiten 40-Jährigen schon vorhanden sind. Dabei kann dieser Prozess schleichend beginnen und unbemerkt verlaufen und sich erst in der „aktivierten" Phase in Form eines geschwollenen, geröteten und schmerzenden Gelenks zeigen. Im Spätstadium ist der Knorpel nicht nur aufgeraut und rissig, sondern kann häufig auch völlig abgenutzt sein. Die Knochen reiben dann direkt aufeinander (man spricht von einer „Knorpelglatze"), was zu einer Verformung des gesamten Gelenks führen kann. Am häufigsten ist die Kniegelenksarthrose, gefolgt von der Hüftgelenksarthrose. Grundsätzlich kann die Erkrankung aber an allen Gelenken auftreten. Die Schmerzen, die sich hier einstellen können, sind unterschiedlicher Natur. Man beobachtet z. B. einen (häufig ziehenden) Ruheschmerz, der z. B. nach Bewegung in einer Ruhephase oder auch nachts im Bett einsetzen kann, oder auch einen Bewegungsschmerz, der sich z. B. während des Treppensteigens, des Gehens oder Sporttreibens einstellen kann. Je heftiger das Ausmaß des Schmerzes ist bzw. je länger solche Beschwerden bei Bewegung in der Vergangenheit bereits aufgetreten sind, umso weiter fortgeschritten ist die Arthrose in der Regel. Auch ein Anlaufschmerz ist bekannt, bei welchem sich z. B. nach dem Sitzen ein Schmerz einstellen kann, der an das „Einlaufen" eines „verrosteten" Gelenks erinnert. Ist die Arthrose weit vorangeschritten, empfehlen die Ärzte und Therapeuten in der Regel eine Operation mit dem Einbau eines künstlichen Gelenks (Knie- oder Hüftgelenk), wobei in Deutschland häufig zu rasch zu dieser Option geraten wird, was an den stetig steigenden (alterskorrigierten) Zunahmen der Eingriffe zu beobachten ist. In keinem anderen europäischen Land wird der künstliche Gelenkersatz so häufig durchgeführt wie in Deutschland.

Nicht nur das Alter als Ursache

Die Ursachen für Arthrose sind vielfältig (siehe Kasten S. 56). Mit zunehmendem Alter gibt es in unserem Körper jede Menge Stoffwechseleinbußen – das betrifft auch die Bildung von Gelenkbausteinen. Die Knorpelzellen, die in jungen Jahren für die Produktion der Knorpelbausteine (vor allem Zucker-Eiweißverbindungen wie Glucosamin-, Chondroitinsalze) zuständig sind, werden im Verlauf des Lebens müde, und die Produktionsleistung nimmt ab. Da diese Substanzen aber für die Elastizität und die Zugeigenschaften des Knorpels unerlässlich sind, verschlechtert sich auch die Knorpelqualität. Er kann rau und rissig werden – die Abnutzung schreitet voran.

Neben dem Alter kann auch Übergewicht zur übermäßigen Belastung der Gelenke beitragen. Auch eine permanente Überbeanspruchung (z. B. durch Sport oder den Beruf bedingt) kann dem Knorpelgewebe zu schaffen machen. Angeborene oder auch erworbene Fehlstellungen (z. B. X- oder O-Beine) können einseitige Abnutzungen der Knorpelflächen verstärken.

Auch eine Störung des Kohlenhydrat-/Insulinstoffwechsels, wie er bei Diabetikern vorliegt, kann eine Arthrose begünstigen. Bei der Gicht können sich die im Blut entstehenden Harnsäurekristalle in den Gelenken festsetzen und den Knorpel schädigen. Schließlich kann eine Arthrose auch durch bakteriell bedingte Infektionen (z. B. Zecken, Eiterbakterien, Scharlacherreger) hervorgerufen werden. Daher sind Spritzenkuren mit einem Einstich in das Gelenk oder Gelenkpunktionen mit Vorsicht anzuwenden, denn jede Injektion birgt grundsätzlich die Gefahr einer Infektion (z. B. mit Bakterien).

Eine Gelenkentzündung (z. B. chronische Polyarthritis) kann ebenfalls eine Arthrose fördern. Und schließlich stellen auch Sportverletzungen einen großen Risikofaktor für die Abnutzung des Gelenkknorpels dar. Hier ist es besonders wichtig, dem verletzten Gelenk eine ausreichend lange Heilungsphase zu gönnen und auf keinen Fall zu früh wieder mit dem körperlichen Training anzufangen.

Mögliche Ursachen für die Entstehung von Arthrose	
☑ Bewegungsmangel	☑ Stoffwechselerkrankungen
☑ Erbfaktoren	☑ Sportverletzungen
☑ Gelenkentzündungen	☑ Überbelastungen
☑ Fehlstellungen	☑ Übergewicht
☑ Infektionen	☑ Unfälle mit Knochenbrüchen

Die Gelenkspiegelung bringt keinen belegbaren Nutzen

Im frühen und mittleren Stadium einer Arthrose kommt häufig eine Methode zum Einsatz, die es ermöglicht, über eine mit einer Beleuchtungstechnik ausgestattete Miniaturkamera das Innere des Gelenks zu betrachten: die Gelenkspiegelung oder Arthroskopie. Mithilfe von winzigen Öffnungen (wenige Millimeter) ist es möglich, die Kamera durch eine Sonde in das Gelenk einzuschleusen. Die entstehenden Bilder können dann gleichzeitig auf einem Bildschirm in Vergrößerung betrachtet werden. Der Eingriff kann unter örtlicher Betäubung oder unter Vollnarkose durchgeführt werden. Lange Zeit galt die Methode als gute Möglichkeit, den Zustand des Gelenkknorpels nicht nur zu beurteilen, sondern gleichzeitig auch noch zu behandeln. So können im Zug des Eingriffs durch das Einbringen von Spülflüssigkeit kleine abgeriebene Teilchen vom Knorpel entfernt oder auch aufgeraute Knorpelstellen geglättet werden. Der Eingriff ist nicht ohne Risiko, denn grundsätzlich besteht bei dieser Methode die Gefahr, dass Bakterien miteingeschleust werden und sich dann eine schwer zu therapierende Infektion entwickelt. Die Frage, die man sich hier stellen muss, lautet: Wie sieht es mit den Erfolgen der Arthroskopien aus – vor allem vor dem Hintergrund der Infektionsgefahr? Was bringen Spülungen und Glättungen des Knorpels in Bezug auf Schmerzlinderung, Entzündungshemmung, verbesserte Beweglichkeit? Die ernüchternde Antwort lautet: wenig bis gar nichts – darauf lassen die Ergebnisse großangelegter neuerer Studien schließen. So bekam in einer Untersuchung mit mehr als 1100 Kniearthrose-Patienten die Hälfte der Teilnehmer eine Gelenkspiegelung mit Spülung oder Glättung des Knorpelbereichs, und die andere Hälfte erhielt nur eine Placebo-Operation. Beide Gruppen wiesen bezüglich der Verbesserung ihrer Arthrosebeschwerden ein vergleichbares Ergebnis auf. Die arthroskopierten Patienten zeigten keinerlei Vorteil im Hinblick auf Schmerzreduktion sowie Verbesserung der Beweglichkeit und Lebensqualität. Derlei Beobachtungen führten dazu, dass das Institut für Qualität und Wirtschaftlichkeit im Gesundheitswesen (IQWiG) die Methode als „nutzlos" eingestuft hat. Unter diesem Aspekt erscheinen die etwa 100 000 Arthroskopien, die in Deutschland jährlich durchgeführt werden, mehr als fragwürdig.

Unterstützende Maßnahmen

Bei der Arthrose ist es wichtig, den „Tatort" Gelenkknorpel zu unterstützen und nicht nur Schmerzmittel zu schlucken. Hier ist beispielsweise die gezielte Anwendung von Glucosamin(hydrochlorid) und Chondroitin(sulfat) und Hyaluronsäure empfehlenswert. Diese regen (in Kombination mit Vitamin C) die Produktion von Knorpelsubstanzen und Kollagen im Gelenkknorpel an und fördern die Elastizität und die Spannkraft des Knorpels.

Klinische Studien haben gezeigt, dass sich die Aufnahme dieser Knorpelbausteine bei einer bestehenden Arthrose positiv auswirken kann. Man hat – per Röntgenaufnahme – nachweisen können, dass der (weitere) Knorpelabbau abgebremst wird. Zudem wirken diese Stoffe schmerzlindernd und mindern Schwellungen und Bewegungseinschränkungen. Die Verbesserung der Beweglichkeit ist im Kampf gegen die Arthrose ein sehr wichtiger Aspekt. Aber es sollte auf eine ausreichend hohe Dosierung geachtet werden, sonst ist der Effekt fraglich. Es sollten mindestens 1500 mg Glucosamin(hydrochlorid), 1200 mg Chondroitinsulfat und 60 bis 80 mg Hyaluronsäure (z. B. in arthrophil® bzw. arthrophil plus® enthalten; Apotheke) angewendet werden. Wichtig ist hier die gleichzeitige Aufnahme des Spurenelements Mangan, denn ohne diesen Mikronährstoff kann Glucosaminhydrochlorid nicht optimal in das Knorpelgewebe eingebaut werden (Kombination empfehlenswert). Falls Sie hier eine geeignete Produktempfehlung wünschen, können Sie mich gerne ansprechen, meine Kontaktdaten finden Sie auf S. 119).
Bei bestehendem Übergewicht sollten Sie versuchen, Ihre überschüssigen Pfunde loszuwerden. Auch physiotherapeutische Maßnahmen und Bewegungstherapie können hilfreich sein. Die regelmäßige (moderate) Bewegung ist in diesem Zusammenhang sehr wichtig, denn nur durch sie können Nährstoffe in die Gelenkflüssigkeit eingebaut und Stoffwechselmüll entsorgt werden. Empfehlenswert sind Bewegungsarten wie z. B. Fahrradfahren, Nordic Walking, Wandern oder auch Schwimmen. Achten Sie zudem auf eine basische Kost mit viel frischem Gemüse und wenig Fleisch. Die genannten Maßnahmen können dabei helfen, die

Beschwerden zu lindern und dem weiteren Fortschreiten der Erkrankung Einhalt zu gebieten. In Deutschland bauen Ärzte ihren Patienten sehr häufig ein neues Knie- oder Hüftgelenk ein. So gab es im Jahr 2010 in Deutschland mit 295 pro 100.000 Einwohner so viele Hüftoperationen wie nirgends sonst in Europa. Auch bei Knie-OPs liegt Deutschlands Quote mit 213 Eingriffen pro 100.000 Einwohner im europäischen Vergleich vorne. Sicherlich lässt sich ein solcher Gelenkersatz nicht immer vermeiden, dennoch kritisierte der Spitzenverband der Krankenkassen die starke Zunahme der Eingriffe und schließt wirtschaftliche Interessen seitens der Operateure nicht aus.

Wie kann MSM helfen?

Die nahezu einzige Therapieoption, die Arthrosepatienten klassischerweise angeboten wird, ist die der Schmerzmittel. So kommen vor allem die bereits erwähnten NSAR wie z. B. Diclofenac oder Ibuprofen zum Einsatz – mit den bekannten Nebenwirkungen. Auch Kortison wird nicht selten empfohlen, dabei fördert dieser Wirkstoff zusätzlich die Abnutzung. MSM kann hier eine gute Alternative sein. Es liegen Daten aus klinischen Studien vor, die darauf hindeuten, dass durch die Anwendung von MSM klassische Schmerzmittel und Entzündungshemmer eingespart werden können. MSM wirkt schmerzstillend, entzündungshemmend, entkrampfend und abschwellend auf die betroffenen Gelenke. MSM macht die Zellhüllen durchlässiger und erhöht den Blutfluss. Damit gelangen wichtige wundheilungsfördernde körpereigene Stoffe schneller an den Ort der Verletzung bzw. Entzündung, was sich ebenfalls positiv auf den Heilprozess auswirkt.

Empfehlenswert ist – wie oben bereits erwähnt – die Kombination von MSM mit Knorpelstoffen. Ein weiterer Aspekt, der hier zum Tragen kommt, ist die Tatsache, dass MSM biologischen Schwefel liefert. Interessanterweise ist nämlich die Schwefelkonzentration im arthrotischen Gelenk häufig sehr niedrig, was auch auf einen Mangel an strukturgebenden schwefelhaltigen Aminosäuren schließen lässt. Zahlreiche Erfahrungsberichte von Ärzten aus den USA, die MSM bei Gelenkschmerz-Patienten anwandten, zeigen, dass die Einnahme der Substanz bereits nach wenigen Wochen zu einem deutlichen Rückgang der Schmerzen und zu einer besseren Beweglichkeit führt.
Inzwischen lieget auch eine Reihe von Studien vor, die auf eine klare Verbesserung dieser Begleiterscheinungen der Arthrose durch MSM hinweisen. In einer kontrollierten Doppelblindstudie mit Frauen und Männern, die unter Kniearthrose litten, wurde im Verlauf einer dreimonatigen Anwendungsdauer die Wirkung von MSM auf die Steifheit des Kniegelenks, die Beweglichkeit und die Schmerzintensität beobachtet. Dabei wurden offiziell anerkannte Beobachtungskriterien (z. B. Messung der Schmerzintensität auf einer Skala, Funktionsscores, schmerzfreie Gehstrecke, Treppensteigen etc.) zugrunde gelegt. Im Vergleich zur Placebogruppe verbesserte sich die physiologische Funktionsfähigkeit des betroffenen Kniegelenks um ein Vielfaches. Die Schmerzen und die Steifigkeit des Knies konnten reduziert und die Beweglichkeit allgemein deutlich verbessert werden. Dieses Ergebnis deckt sich mit jenen anderer wissenschaftlicher Untersuchungen. Man kann davon ausgehen, dass durch MSM (wie bereits erwähnt, am besten in Kombination mit Glucosamin-, Chondroi-

tinsalzen, Mangan, Hyaluronsäure und Vitamin C) eine deutliche Funktionsverbesserung der von Arthrose betroffenen Gelenke erreicht werden kann.

Mein Tipp: Wichtig ist es, bei einer bestehenden Arthrose wieder in die Bewegung zu kommen, denn nur dadurch kann die Gelenkflüssigkeit im Gelenkspalt ausgewechselt und mit frischen Nährstoffen versorgt werden. Glucosamin(hydrochlorid), Chondroitinsulfat, Hyaluronsäure, MSM und Pflanzenextrakte tragen (in Kombination mit Mangan und Vitaminen) dazu bei, dass die Schmerzen und Entzündungen zurückgehen und die Bereitschaft zur Bewegung steigt. Aber Achtung: Hier kommt es auf die ausreichend hohe Dosierung der genannten Stoffe an. Zu niedrig dosiert bringen diese Naturstoffe nur wenig bis gar nichts. Falls Sie hier eine Produktempfehlung wünschen, können Sie mich gerne kontaktieren, meine Daten finden Sie auf S. 119.

Chronische Polyarthritis – „Gelenkrheuma"

Sowohl die degenerative Gelenkerkrankung (Arthrose) als auch die entzündlichen Formen (Arthritiden) gehören zu den Erkrankungen des rheumatischen Formenkreises. Die Arthritis (besser: rheumatoide Arthritis, chronische Polyarthritis) wird nicht nur wegen ihres ähnlich klingenden Namens häufig mit der Arthrose verwechselt. Auch bei dieser Rheumaform können Gelenkschwellungen und -entzündungen auftreten, sie haben allerdings eine völlig andere Ursache als bei der Arthrose. In der Regel sind mehrere Gelenke (oft bei den Fingergelenken beginnend) betroffen. Häufige Begleiterscheinungen dieser Erkrankung sind Abgeschlagenheit, Müdigkeit, Appetitlosigkeit und auch Fieber. Als mögliche Ursachen der Erkrankung werden eine genetische Veranlagung, Infektionen und Umweltgifte diskutiert. Die chronische Polyarthritis ist durch eine langsam fortschreitende entzündliche Wucherung der Gelenkinnenhaut charakterisiert, die durch eine Fehlsteuerung des Immunsystems (sog. Autoimmunerkrankung) hervorgerufen wird. Aus bislang ungeklärten Gründen reagiert der Körper – im Rahmen einer überschießenden Abwehrreaktion – gegen körpereigenes Gewebe und greift das Gelenk an. Die Gelenkinnenhaut reagiert mit aggressivem Wachstum, das zur Überwucherung des gesamten Knorpels führen kann. Der Knorpel und die darunterliegenden Knochen werden zerstört, und die Gelenke „verkrüppeln". Dieser schmerzhafte Prozess kann zur völligen Bewegungsunfähigkeit führen. Das beeinträchtigt nicht nur die Lebensqualität, sondern hat auch weitreichende finanzielle und soziale Konsequenzen für die Betroffenen. Mehr als die Hälfte der Patienten mit aktiver chronischer Polyarthritis sind zehn Jahre nach der Erstdiagnose arbeitsunfähig! Zur Grunderkrankung können sich – entzündungsbedingt – Komplikationen im Bereich der inneren Organe gesellen. So kann es zu Entzündungen z. B. in den Blutgefäßen oder im Herzmuskel kommen. Personen mit chronischer Polyarthritis haben allgemein ein erhöhtes Risiko für Herz-Kreislauf-Erkrankungen.

Die Abschwächung der Immunreaktion hat ihren Preis

Die Therapie der chronischen Polyarthritis zielt in erster Linie darauf ab, den Krankheitsverlauf zu verlangsamen. So werden Arzneimittelwirkstoffe eingesetzt, welche die Entzündungen und die Gelenkzerstörung hemmen sollen. Die Basismedikation

z. B. Methotrexat® wird häufig mit den sogenannten Biologicals z. B. Infliximab® kombiniert. Damit wird versucht, das gestörte immunologische Gleichgewicht wieder ins Lot zu bringen und die Entzündung zu bekämpfen. Gelegentlich kommt auch Kortison zur Anwendung. In Bezug auf die Wirkung der genannten Medikamente gibt es allerdings individuelle Ansprechraten. (Ein rascher Therapiebeginn wird als wichtig angesehen, denn die Zerstörung der betroffenen Gelenke kann unter Umständen rasch voranschreiten). Die Verträglichkeit dieser Arzneimittelwirkstoffe lässt vielfach zu wünschen übrig. Daher wird die Behandlung auch nicht selten von den Patienten abgebrochen. Es darf auch nicht übersehen werden, dass unter der Anwendung der Biologicals die Immunantwort im Allgemeinen gedrosselt wird. Das kann mit einem erhöhten Infektionsrisiko (z. B. Bakterien, Viren betreffend) verbunden sein. So liegen Daten aus wissenschaftlichen Untersuchungen vor, die ein erhöhtes Aufkommen von Gürtelrose, Windpocken und Pilzerkrankungen unter der Anwendung der kostenintensiven Biologicals beobachten konnten.

Wie kann MSM helfen?

Im Zuge der entzündungsbedingten Gelenkzerstörung werden von den körpereigenen Abwehrzellen vermehrt freie Radikale gebildet. Das sind aggressive kleine Teilchen, die einen maßgeblichen Anteil an der Schädigung der Gelenke haben. Sie greifen die Gelenkinnenhaut, Knorpel, Knochen, Bänder, Bindegewebe und Muskeleiweiß an und fördern damit die Gelenkzerstörung. Um sie in Schach zu halten, verfügt der Körper normalerweise über ein Verteidigungsarsenal an Radikalfängern (Antioxidantien). Allerdings kann es bei einer übermäßigen Bildung der schädlichen Teilchen, wie es bei der chronischen Polyarthritis der Fall ist, zu einem Engpass kommen. MSM liefert organischen Schwefel, der im Körper u. a. für die Bereitstellung von schwefelhaltigen Antioxidantien benötigt wird. Hierzu gehört das Glutathionsystem, N-Acetylcystein, Taurin und S-Adenosylmethionin. Die genannten Substanzen bilden wichtige Pfeiler im Kampf gegen freie Radikale. Ohne ausreichende Zufuhr von organischen Schwefelmolekülen können diese Verteidigungsstoffe nicht (oder nicht in ausreichendem Maß) produziert werden. Weiterhin dürfte aber auch die entzündungshemmende Wirkung des MSM von Bedeutung sein. Es konnte in wissenschaftlichen Untersuchungen gezeigt werden, dass MSM die Bereitstellung von entzündungsfördernden Botenstoffen, die bei der chronischen Polyarthritis eine Rolle spielen, hemmt.

Darmentzündungen – Tribut an unseren Lebensstil

Dem Darm wird heutzutage ziemlich viel zugemutet. Unsere Ernährungsgewohnheiten haben sich in den vergangenen Jahrzehnten drastisch verändert, und die Qualität der konsumierten Speisen lässt oft zu wünschen übrig. Zu wenig Obst, Gemüse und Ballaststoffe, zu viel Zucker und zu viele Fertiggerichte. Zu viel und zu spätes Essen, das womöglich auch noch hastig, ohne ausreichendes Kauen, verschlungen wird – das ist heute eher die Regel als die Ausnahme. Nicht selten dient Essen auch als Ersatzbefriedigung, z. B. im Zusammenhang mit Wut, Ärger oder auch Stress. „Fooddesigner“ bescheren uns eine Nahrung, die voller Lebensmittelzusatzstoffe ist. Außerdem verträgt längst nicht mehr jeder alles – im Gegenteil: Nahrungsmittelunverträglichkeiten, wie z. B. Milchzucker-, Fruchtzucker-, Gluten- und Histaminunverträglichkeiten, haben insbesondere in den vergangenen Jahren extrem zugenommen. All diese Faktoren belasten unseren Darm und vor allem die dort angesiedelte Mikroflora. Das gewaltige Heer der „guten" Darmbakterien hat eine Reihe von wichtigen Aufgaben zu erfüllen, und darum ist es wichtig, die Artenvielfalt und auch die Menge dieser fleißigen Helfer aufrechtzuerhalten. Die im Darm ansässige Mikroflora ist zu einem ganz wesentlichen Teil an der Immunantwort beteiligt und stellt einen Schutz vor Fehlleitungen des körpereigenen Verteidigungssystems dar. Eine allgemeine körperliche Abwehrschwäche kann – ebenso wie eine Überreaktion des Abwehrsystems (z. B. Allergien, Autoimmunerkrankungen) oder auch Entzündungen – durch ein Fehlen der „guten" Darmkeime begünstigt werden. Stress, Medikamente (z. B. Antibiotika), Nahrungsmittelinhaltsstoffe, die damit einhergehenden Stoffwechselprodukte u. v. m. können die Darmbewohner schädigen und dezimieren. In der Folge können sich u. a. auch vermehrt entzündliche Prozesse einstellen. Auch Nahrungsmittelunverträglichkeiten können kleinere „Brandherde" verursachen.

Colitis ulcerosa und Morbus Crohn – schwerwiegende Formen der Darmentzündung

Durchfälle – und zwar heftige, mit einer Häufigkeit von bis zu 30 Stuhlentleerungen innerhalb von 24 Stunden – können auf bestimmte Formen entzündlicher Darmerkrankungen hinweisen. Als Begleiterscheinungen können schmerzhafte Bauchkrämpfe, die hauptsächlich nach den Mahlzeiten einsetzen, Abgeschlagenheit oder sogar Fieber hinzukommen. Auch ein (deutlicher) Gewichtsverlust kann ein weiteres Alarmzeichen für entzündliche Prozesse im Verdauungstrakt sein. Sind die breiigen Stühle mit Blut durchsetzt, kann das auf eine Darmentzündung mit dem Namen *Colitis ulcerosa* hinweisen. Das ist eine chronische Entzündung des Dickdarms, die meist in der Nähe des Afters ihren Anfang nimmt und sich von dort aus unterschiedlich weit im gesamten Dickdarm ausbreiten kann. Betroffen sind hier die Darmschleimhautzellen, die durch den Entzündungsprozess geschädigt und zerstört werden. Bei Morbus Crohn sitzen die Entzündungen nicht nur auf den oberflächlichen Schleimhautzellen, sondern auch in den tiefer liegenden Schichten des Magens und des Darms. Die entzündlichen Prozesse können in diesem Fall den gesamten Verdauungsapparat (sogar den Mund) betreffen, wobei sich gesunde mit kranken, entzündeten Abschnitten abwechseln.

Grundsätzlich ist der Verlauf der beiden genannten chronisch-entzündlichen Darmerkrankungen im Einzelfall höchst unterschiedlich. Zeiten mit einem stark ausgeprägten Beschwerdebild („Schub") können sich mit Phasen, in denen es den Betroffenen gut geht („Remission"), abwechseln. Es gibt allerdings auch Patienten mit einer ständigen chronisch-aktiven Darmentzündung mit dauerhaften Beschwerden. Manchmal laufen die allgemeinen Beschwerden einer chronisch-entzündlichen Darmerkrankung so ab, dass sie gar nicht unbedingt weiterverfolgt werden. Nicht selten sind es dann Begleiterscheinungen der Krankheit, die sich außerhalb des Darms bemerkbar machen, die den Arzt aufhorchen lassen und zu weiteren Untersuchungen veranlassen. So können die Entzündungen auch an anderen Stellen des Körpers auftreten wie z. B. an den Gelenken, den Augen (z. B. Bindehautentzündung) oder auch am Herzmuskel. Auch Haut- oder Mundschleimhautentzündungen werden beobachtet. Als mögliche Ursachen für die Entstehung dieser Entzündungsformen im Darm kommen erbliche Veranlagungen, eine bakterielle Fehlbesiedlung des Darms und eine Störung des Immunsystems infrage.

Wie kann MSM helfen?

Bei der Behandlung der Darmentzündungen kommen üblicherweise Medikamente zum Einsatz, welche die Entzündungen eindämmen und die überschießende Immunabwehr drosseln sollen. So werden neben Kortisonpräparaten auch spezielle Wirkstoffe (z. B. Mesalazin) oder Medikamente, welche die Immunantwort unterdrücken (sogenannte Immunsuppressiva wie z. B. Methotrexat), angewendet. Diese Substanzen können allerdings eine Reihe von Nebenwirkungen hervorrufen. So müssen z. B. die Blutwerte regelmäßig überprüft werden, da es zu Blutbildveränderungen oder Nierenschädigungen kommen kann. Die Kortisonabkömmlinge können Hautausschläge, Gelenkschäden oder depressive Verstimmungen zur Folge haben. Alternative Behandlungsschemata beziehen die Gabe von probiotischen Keimen mit ein. Hier gibt es eine Reihe von wissenschaftlichen Daten, die eine Verbesserung des Krankheitsbilds belegen. Auch zu MSM gibt es Daten, die eine günstige Wirkung der organischen Schwefelverbindung bei einer bestehenden Darmentzündung vermuten lassen. In einer tierexperimentellen Untersuchung wurde der Einfluss von MSM auf die Gewebebeschaffenheit der Darmschleimhaut bei einer vorliegenden Darmentzündung untersucht. Die Anwendung von MSM ging mit einer geringeren Schadensquote an den Darmschleimhautzellen einher. Gleichzeitig konnte eine Verminderung des oxidativen Stresses (Belastung mit freien Radikalen) und eine Erhöhung der antioxidativ wirksamen Enzyme im betroffenen Gewebe beobachtet werden. Die entzündungsfördernden Botenstoffe gingen unter der Anwendung von MSM zurück, woraus die Forscher insgesamt schlossen, dass MSM möglicherweise eine Schutzwirkung gegenüber einer Entzündungsentstehung entfalten kann. Hier müssen allerdings weitere (Human-)Studien erfolgen, um diesen Wirkeffekt definitiv bestätigen zu können.

Mein Tipp: Darmentzündungen haben meistens eine komplexe Ursache. Die Darmflora scheint hier ebenfalls von Bedeutung zu sein. Es kann sich lohnen diese (im Stuhl) untersuchen zu lassen. Zudem haben wissenschaftliche Untersuchungen gezeigt, dass auch die Anwendung von entzündungshemmenden Omega-3-Fettsäuren hilfreich sein kann. Diese zusätzliche mögliche Therapieoption (wie auch jene mit MSM) sollten Sie mit Ihrem Arzt besprechen.

Detox – wenn das Fass überläuft

Während unsere Vorfahren in der Steinzeit reine Luft zum Atmen hatten und sich von schadstofffreien Früchten, Kräutern und Wurzeln ernährten, leben wir heute in einer Zeit, in der sich der Organismus täglich mit einer Vielzahl von Giften auseinandersetzen muss. So enthalten viele Lebensmittel zahlreiche Zusatz- und Schadstoffe (z. B. Pestizide, Schwermetalle), wir stecken häufig im dichten Autoverkehr, sind Kleider- und Wohngiften ausgesetzt und kommen auch im Alltag mit jeder Menge Fremdstoffe (z. B. Körperpflegemittel, Haushaltsreiniger u.v.m.) in Kontakt. Auch das Einsetzen von Zahnmetallen kann den Organismus massiv belasten. Kein Wunder also, wenn der Körper in seinen natürlichen Entgiftungsmechanismen irgendwann überfordert ist.

Gesundheitliche Probleme und Erkrankungen, die mit Umweltgiften in Verbindung stehen können

☑ Allergien	☑ Krebs
☑ Asthma	☑ Leberschäden
☑ Autoimmunerkrankungen	☑ Migräne
☑ Blutbildveränderungen	☑ Müdigkeitssyndrom
☑ Entzündungen	☑ Nervenschäden
☑ Erbgutveränderungen	☑ Neurodermitis
☑ Fehlgeburten	☑ Nierenerkrankungen
☑ Fruchtbarkeitsstörungen	☑ Plötzlicher Kindstod
☑ Haarausfall	☑ Schuppenflechte
☑ Konzentrationsstörungen	☑ Verdauungsstörungen

Grundsätzlich hat der Organismus verschiedene Möglichkeiten, um Fremdstoffe auszuscheiden: Die Leber ist hier der wichtigste „Umschlagplatz" – quasi die Entgiftungszentrale schlechthin. Aber auch die Nieren sind an der Ausscheidung beteiligt. Ebenso können wir Schadstoffe über die Lunge abatmen oder über den Darm und die Haut ausscheiden. Gelingt es dem Körper nicht, die Gifte in ausreichender Menge loszuwerden, lagert er sie z. B. im Bindegewebe, den Knochen oder auch den Nervenzellen ein.

Sind diese Systeme dann überlastet, können eine Reihe von gesundheitlichen Beschwerden, Organstörungen oder auch Krankheiten auftreten (siehe Kasten S. 69). Die deutliche Zunahme von Allergien, Krebserkrankungen und z. B. auch der Fruchtbarkeitsstörungen wird – zumindest anteilig – den Umweltgiften zugerechnet.

Entgiften – ja, aber wie?

Um die Giftmülldepots im Körper zu entleeren, gibt es viele Behandlungsansätze. Ein probates Mittel ist beispielsweise das Heilfasten. Der freiwillige und zeitlich begrenzte Verzicht auf feste Nahrung und Genussmittel kann die Entgiftung einleiten und dabei einen positiven Einfluss auf den gesamten Körperstoffwechsel ausüben. Wichtig ist hier, den Darm täglich zu entleeren und viel zu trinken (z. B. Wasser, Kräutertee), denn die freigesetzten Gifte sollen ja den Körper nach Möglichkeit verlassen und nicht erneut in Körpergewebe eingebaut werden. Die komplexen Vorgänge, die durch das Fasten angestoßen werden, umfassen u. a. auch eine entzündungshemmende Wirkung. Daher machen Fastende, die z. B. unter einer Gelenkentzündung leiden, häufig positive Erfahrungen. Schmerzen und Schwellungen lassen sich in vielen Fällen durch eine solche Maßnahme deutlich mindern. Heilfasten (ärztliche Aufsicht empfehlenswert!) hat sich aber nicht nur bei den klassischen entzündlichen Erkrankungen (z. B. Erkrankungen des rheumatischen Formenkreises, entzündliche Magen-Darm-Erkrankungen, Asthma, Allergien, Harnwegsinfektionen, entzündliche Hauterkrankungen) vielfach bewährt, sondern auch bei Krankheiten, die man erst in jüngster

Zeit mit Entzündungen in Verbindung bringt, wie beispielsweise Herz-Kreislauf-Erkrankungen, Diabetes mellitus, Fettstoffwechselstörungen, Migräne u.v.m. Auch mit Schwitzbädern, Saunieren und Bewegung können Sie den Abbau von toxischen Belastungen wirkungsvoll unterstützen. Weitere Möglichkeiten zur Entgiftung stehen z. B. in Form von homöopathischen Komplexmitteln oder auch durch die Anwendung diverser Pflanzenextrakte (z. B. Brennnessel-, Löwenzahn-, Artischockenextrakt), welche die Leber unterstützen und die Nierenausscheidung fördern, zur Verfügung. Bei der Schwermetallentgiftung hat sich die Anwendung von Chelatoren (z. B. EDTA oder DMPS) bewährt. Diese Komplexbildner „umklammern" die Schwermetalle und fördern deren Ausscheidung aus dem Körper. In den vergangenen Jahren hat man mit diesem Verfahren positive Erfahrungen gesammelt. Bei Herzrhythmussstörungen und schweren Leber- und Nierenleiden ist hier allerdings Vorsicht geboten. U. a. auch deswegen muss diese Methode von einem geschulten Therapeuten angewandt werden.

Wie kann MSM helfen?

Bei der Ausscheidung von Umweltnoxen (Umweltgiften), Arzneimittelwirkstoffen, körpereigenen giftigen Stoffwechselprodukten und Schwermetallen spielen schwefelhaltige Aminosäuren eine wichtige Rolle. MSM liefert organischen Schwefel, der – wie bereits erwähnt – in diese schwefelhaltigen Aminosäuren eingebaut werden kann. So unterstützt L-Methionin die Entgiftungsleistung und Regeneration der Leber und fördert die Ausleitung von toxischen Substanzen. Auch der schwefelhaltige Eiweißstoff Glutathion und die schwefelhaltige Aminosäure L-Cystein selbst sind hier von Bedeutung. Sie sind die Ausgangsstoffe für aktiviertes Sulfat (Sulfatierung). Und dieses wiederum wird durch Enzyme auf verschiedene Reaktionspartner (z. B. diverse Gifte) übertragen und der Ausscheidung zugeführt. So wird beispielsweise eine Reihe von Umweltgiften (z. B. hormonartige Strukturen, chlorierte Kohlenwasserstoffe, Schwermetalle, Dioxine und Pestizide) über Sulfatierungen ausgeschieden. Auch Taurin ist an Entgiftungsreaktionen mitbeteiligt. In Zellversuchen hat man zeigen können, dass Taurin z. B. vor den giftigen Effekten bestimmter chlorierter Kohlenwasserstoffe schützen kann. Auch gibt es Hinweise darauf, dass die Giftigkeit von Umweltnoxen (z. B. Formaldehyd) bei einem Mangel an Taurin ansteigen kann. Auch MSM selbst kann bei der „Entmüllung" des Körpers tatkräftig mithelfen bzw. – zusätzlich verabreicht – Entgiftungsmaßnahmen wirkungsvoll unterstützen. Interessant sind Daten aus einer wissenschaftlichen (tierexperimentellen) Studie, die auf eine bessere Wirksamkeit von EDTA schließen lassen, wenn MSM gleichzeitig angewendet wird. In diesem Fall hat man MSM (äußerlich) zusammen mit EDTA (äußerlich) zur Verbesserung der Zellmembrandurchlässigkeit eingesetzt. Es konnte nachgewiesen werden, dass EDTA dadurch leichter in körpereigene Gewebe eindringt. Schließlich sind MSM und auch die oben erwähnten Eiweißstoffe effiziente Radikalfänger. Diese werden bei Belastungen mit Toxinen vermehrt benötigt, denn bei der Verstoffwechselung von Giften und Arzneimitteln entstehen im Körper (vor allem in der Leber) vermehrt freie Radikale.

Fibromyalgiesyndrom – wenn die Muskeln im ganzen Körper schmerzen

Schmerzen im Rücken, in den Beinen, den Armen, im Ober- und Unterkörper, die linke und die rechte Körperhälfte betreffend – kurzum im gesamten Körper – so kann sich das Fibromyalgiesyndrom zeigen. Der Gipfel des Erkrankungsalters liegt bei den 25- bis 50-Jährigen. Jenseits des 60. Lebensjahres tritt die Krankheit eher selten auf.

Die zur Chronifizierung neigende Pein kann mit einer Reihe von zusätzlicher unangenehmer Begleiterscheinungen einhergehen. Dazu zählen beispielsweise Atemwegsbeschwerden, eine Reizblase, ein Reizdarm, Stuhlunregelmäßigkeiten (Durchfall, Verstopfung), Herzbeschwerden, Schwellungsgefühle (Gesicht, Hände) und Erschöpfungszustände, um nur einige zu nennen. Bei etwa 60 bis 80 Prozent der Patienten treten zusätzlich psychische Probleme auf.

Die diagnostische Absicherung der Fibromyalgie gestaltet sich meistens sehr schwierig. Es kommt im Allgemeinen nicht zu Bewegungseinschränkungen wie z. B. bei Gelenkerkrankungen. Allerdings zeigen die Betroffen vielfach eine Schwächung der Muskulatur. Auch im Röntgenbild ist nichts zu sehen, und ebenso fehlen charakteristische Laborparameter. Zur Abklärung kann man die Schmerzempfindlichkeit klar definierter Triggerpunkte („Tenderpoints") die über den Körper verteilt sind, unter der Anwendung eines definierten Drucks prüfen. Eine Voraussetzung (ein Kriterium) für die Diagnose ist auch, dass die Begleitsymptome über einen längeren Zeitraum (mindestens 3 Monate) bestehen.

Langer Leidensweg bis zur Diagnose

Da es so problematisch ist, die Fibromyalgie zu erkennen, vergehen im Durchschnitt sieben bis zehn Jahre bis zur Diagnosestellung. Vielfach haben die Betroffenen bis dahin einen langen Leidensweg hinter sich. Die Ursachen für diese leidvolle Erkrankung sind nach wie vor unklar. Man geht von einer Störung der Schmerzverarbeitung im Gehirn aus. Gleichzeitig scheint es dadurch zu einer höheren Schmerzempfindlichkeit zu kommen. Die Betroffenen reagieren empfindlicher auf Schmerzreize, und Schmerzen breiten sich bei ihnen leichter aus.

Möglicherweise spielen auch Umweltgifte eine Rolle. Stress und die damit einhergehende Ausschüttung von Stresshormonen scheint an der Entstehung des Fibromyalgiesyndroms entscheidend mitbeteiligt zu sein. Ebenso neigen Personen, die einen sehr hohen Leistungsanspruch an sich selbst stellen, einen Hang zum Perfektionismus haben und auf der anderen Seite von Versagensängsten geplagt sind, zu dieser Erkrankung. Auch frühere Schmerzerfahrungen und traumatische Kindheitserlebnisse gelten als Risikofaktoren.

Häufig kommt hier die Psychotherapie zum Einsatz. Es sollen typische Verhaltensmuster aufgezeigt und -änderungen herbeigeführt werden. Wichtig ist es, dass die Betroffenen ihre eigenen Belastungsgrenzen erkennen lernen. Auch die Bewegung spielt im Rahmen der Therapie des Fibromyalgiesyndroms eine wichtige Rolle. Körperliche Aktivität (z. B. Ausdauertraining) kann sich – wie Erfahrungen gezeigt haben – positiv auswirken. Ebenso sinnvoll sind Entspannungserfahrungen (z. B. Yoga, Meditation).

Wie kann MSM helfen?

Die Behandlung der Fibromyalgie zielt darauf ab, die Begleiterscheinungen zu mindern. Im Zentrum der ärztlichen Bemühungen steht die Reduzierung der Schmerzen. Die bislang zur Verfügung stehenden Arzneimittel werden häufig nicht gut vertragen, da Fibromyalgiepatienten meistens in Bezug auf Arzneimittelnebenwirkungen sehr empfindlich sind. Häufig werden auch klassische Antidepressiva eingesetzt. MSM stellt hier – vor allem wegen seiner muskelentspannenden Wirkung – eine alternative Therapieoption dar. In der Praxis hat man mit diesem schwefelhaltigen Naturstoff, der u. a. auch die Körperentgiftung unterstützt, bei diesem Beschwerdebild gute Erfahrungen gemacht. Möglicherweise spielt auch hier die Bildung von S-Adenosylmethionin eine wichtige Rolle, denn dieses hat u. a. auch eine positive Wirkung auf den Nervenstoffwechsel gezeigt. Die Bereitstellung dieses Stoffwechselprodukts wird durch MSM begünstigt.

Mein Tipp: Beim Fibromyalgiesyndrom scheint auch der Energiestoffwechsel der Betroffenen gestört zu sein. Energie liefernde „Powerstoffe" wie z. B. Coenzym Q10, L-Carnitin oder auch B-Vitamine können zusätzlich hilfreich sein. Die Kraftwerke der Zellen – die Mitochondrien – sind auf diese Vitalstoffe angewiesen, um Energie herstellen zu können. Bei Fibromyalgiepatienten besteht allgemein ein erhöhter Bedarf an diesen Mikronährstoffen.

Gesichtsschmerz – nicht immer ist die Ursache auffindbar

Gesichtsschmerzen können das gesamte Gesicht, einschließlich Schläfen und Kieferpartien, aber auch die formenden Knochen und Muskeln sowie Rachen, Gaumen und Zunge erfassen. Frauen sind häufiger betroffen als Männer. Die Ursachen für die auftretenden Schmerzzustände können unterschiedlich sein. Häufig ist eine Störung der Gesichtsnerven mitbeteiligt. Bei der Trigeminusneuralgie kommt es zu plötzlich auftretenden, stechend scharfen Schmerzattacken. Der Trigeminusnerv verläuft als großer Gesichtsnerv mit seinen drei Hauptästen durch unser Antlitz. Er meldet Berührungsempfindungen und Schmerzen, z. B. im Stirn-, Kopfbereich oder in der Ober-, Unterkieferregion, aber auch im Bereich der Augen und der Nase, an das Gehirn weiter. Solche minutenlangen Schmerzattacken können mehrfach am Tag auftreten, werden aber auch häufig von längeren schmerzfreien Phasen abgelöst. Als Trigger (Auslöser) fungieren beispielsweise Kaubewegungen, Berührungen des Gesichts (z. B. durch Waschen, Rasur), Zugluft, Kälte oder auch Stress. Weiterhin gibt es Gesichtsschmerzen, die nicht mit einer Störung der Nerven in Verbindung stehen. Man bezeichnet diese Schmerzen als „idiopathisch". Das bedeutet, dass die Schmerzen entweder durch Medikamente oder durch eine medizinische Behandlung entstehen. Es handelt sich dabei um bohrende oder pulsierende Gesichtsschmerzen, die oft lang anhaltend sind bzw. sich dauerhaft einstellen können und meistens tagsüber auftreten. Auslöser für die Pein, wie sie z. B. für die Trigeminusneuralgie typisch sind, sind hier unbekannt. Grunderkrankungen wie beispielsweise ein Hirntumor, Multiple Sklerose oder Migräne müssen durch entsprechende diagnostische Verfahren ausgeschlossen werden. Auch Fehlfunktionen im Zahn-Kiefer-Bereich kommen für Schmerzen im Gesicht in Betracht. So können beispielsweise ein „falscher Biss" oder nächtliches Zähneknirschen zu Schmerzzuständen in Gesichts- und Kaumuskeln sowie im Kiefergelenk führen. Hier spielen oft Stress und Anspannung eine wichtige Rolle. Weitere Folgen dieser Fehlfunktionen können Zahn-, Kopf-, Nacken- und Rückenschmerzen sein.

Multimodale Schmerztherapie – Betroffene laufen von einem Arzt zum anderen

Die Behandlung von Gesichtsschmerzen ist nicht einfach. Sehr wichtig ist hier die klare und detaillierte Schilderung des Betroffenen zum Schmerzgeschehen (Art des Schmerzes, Auftreten, Dauer etc.), anhand derer sich der behandelnde Therapeut schon ein Bild machen kann. Weiterhin muss ausgeschlossen werden, dass hinter den Schmerzzuständen, wie bereits oben gesagt, eine schwerwiegende Erkrankung steckt. Meistens werden Ärzte der verschiedensten Fachrichtungen (u. a. Allgemeinärzte, Neurologen, Zahnärzte, Hals-Nasen-Ohren-Ärzte) aufgesucht. Man spricht hier von einer multimodalen (auf vielfältigen Behandlungsstrategien beruhenden) Schmerztherapie. Häufig haben die Betroffenen bereits einige Therapieversuche oder gar unnötige operative Eingriffe (z. B. im Bereich der Zähne) hinter sich. Nicht selten verstärkt sich dadurch das Schmerzgeschehen zusätzlich oder wird gar chronisch. Hier ist also Vorsicht angebracht, und vor allzu schnell anberaumten Maßnahmen dieser Art sei gewarnt. Ein ganzheitlicher (gut verträglicher) Therapieansatz ist gefragt. Hilfreich können Entspannungstechniken wie Yoga und Meditation, Physiotherapie oder auch Akupunktur sein. Auch die elektrische Nervenstimulation über die Haut (TENS = transkutane elektrische Nervenstimulation) kann in vielen Fällen zu einer Linderung der Beschwerden beitragen. Liegt die Ursache für die Schmerzen z. B. in nächtlichem Zähneknirschen, kann eine Aufbiss-Schiene und/oder manuelle Therapie (Krankengymnastik) hilfreich sein. Auch ist hier ein besserer Umgang mit Stress anzustreben.

Wie kann MSM helfen?

Klassischerweise werden Gesichtsschmerzen (nach dem Ausschluss von Grunderkrankungen) mit nebenwirkungslastigen Medikamenten behandelt, die entkrampfend oder stimmungsaufhellend wirken, denn häufig gesellt sich zu der Pein auch noch eine Depression oder auch Angstzustände. Die Betroffenen geraten nicht selten in einen Teufelskreis aus Schmerz und Anspannung. Obgleich hinsichtlich der Erfolgskontrolle von MSM bei Schmerzzuständen im Gesichtsbereich (noch) keine klinischen Studien vorliegen, ist die Anwendung sicherlich empfehlenswert. MSM kann – wie klinische Untersuchungen gezeigt haben – die Blut-Hirn-Schranke überwinden und einen positiven Einfluss auf das Schmerzgeschehen ausüben. Auch die entkrampfende und muskelentspannende Wirkung des gut verträglichen Naturstoffs kann hier hilfreich sein. Im Sinn der Vermeidung von weiteren negativen Folgeerscheinungen (z. B. Depressionen) ist der frühzeitige Einsatz empfehlenswert.

Harnwegsentzündung – lästiges „Frauenschicksal"

Ein ständiger Harndrang mit geringen Urinmengen und Brennen beim Wasserlassen – das sind häufig die Begleiterscheinungen eines Harnwegsinfekts (Blasenentzündung). Jede fünfte Frau ist – infolge der relativ kurzen Harnröhre und einem daher kürzeren Infektionsweg – mindestens einmal in ihrem Leben davon betroffen. Eine falsche Analhygiene begünstigt oftmals das Eindringen von Bakterien in die Harnwege.

Auch Männer bleiben nicht ganz von dieser Erkrankung verschont. Bei ihnen kann eine Vergrößerung der Prostata und der damit einhergehende Harnstau eine Vermehrung der Keime in der Blase und eine Entzündung fördern. Leichtes Spiel haben die Krankheitserreger auch bei einer Abwehrschwäche des Körpers – daher sind flankierende immunstärkende Maßnahmen zur Vorbeugung bzw. im Rahmen einer bestehenden Erkrankung sinnvoll. In 80 Prozent aller Fälle wird eine solche Entzündung, die im fortgeschrittenen Stadium auch die Nieren erfassen kann, von Darmkeimen (E. coli-Bakterien) verursacht. Sind diese erst einmal in der Blase angekommen, docken sie an der Blaseninnenwand an und verursachen dort eine Reizung, die den Harndrang auslöst. Mit bestimmten Anheftungsorganen gelingt es den Bakterien, in die höher gelegenen Harnwege vorzudringen und so schließlich den gesamten Harntrakt zu bevölkern. Die Bakterien sind dann in erhöhter Konzentration im Urin nachweisbar. Schlimmstenfalls finden die Keime den Weg von der Blase über die Harnleiter in die Nieren, was eine Nierenbeckenentzündung zur Folge haben kann.

Antibiotika – Segen, aber auch Fluch

Eine Harnwegsinfektion wird sehr häufig mit Antibiotika behandelt. Hier sollte vor der Anwendung eine klare Nutzen-Risiko-

Abwägung vorgenommen werden. Zum einen wird durch die Anwendung eines solchen Medikaments die Darmflora geschädigt. Das verschlechtert wiederum die körpereigene Abwehr und begünstigt den nächsten Infekt, denn die Darmbakterien sind an der Immunantwort ganz wesentlich mitbeteiligt. Zum anderen ist eine häufige Anwendung von Antibiotika (z. B. bei wiederkehrenden Blasenentzündungen) in Bezug auf mögliche Resistenzentwicklungen kritisch zu sehen. In Deutschland haben sich z. B. die Resistenzen der Bakterien gegen übliche keimabtötende Wirkstoffe in den Jahren zwischen 1995 und 1999 verdoppelt. Untersuchungen in Kliniken (z. B. Charité in Berlin) belegen z. B. auf den Intensivstationen einen Anstieg resistenter Keime um bis zu 30 Prozent allein in den vergangenen zehn Jahren. Laut WHO sind etwa 30 Prozent aller Todesfälle auf Infektionen zurückzuführen. Infektionen mit resistenten Keimen sind schwieriger zu bekämpfen, führen häufig zu einer Verlängerung der Erkrankungsdauer und enden nicht selten tödlich. Das gilt insbesondere für multiresistente Keime (z. B. im Bereich der Salmonellen), gegen die gleich mehrere antibiotisch wirksame Stoffe vergeblich ankämpfen. Vor diesem Hintergrund sind die Warnungen der Forscher vor einer leichtfertigen Anwendung von Antibiotika und der damit verbundenen möglichen Zunahme von Resistenzen sehr ernst zu nehmen.

Wie kann MSM helfen?

MSM kann den Heilungsprozess bei unkomplizierten Harnwegsinfekten unterstützen. In der Akutphase kann die begleitende Gabe von MSM zur Hemmung der Entzündung und zur Linderung der Schmerzen (z. B. beim Wasserlassen) beitragen. Der Naturstoff stärkt die Schleimhaut im Harnwegstrakt und trägt zu ihrer Regenerierung bei. Gute Erfolge in klinischen Untersuchungen mit MSM hat man vor allem bei der chronischen Blasenentzündung, deren Symptome denen einer Reizblase ähneln, erzielt. In diesen Fällen kommt es – ohne die Beteiligung von Bakterien – zu entzündlichen Prozessen im Harnwegstrakt. Mithilfe von MSM konnte eine deutliche Verbesserung dieser belastenden chronischen Erkrankung erzielt werden.

Zu den vorbeugenden bzw. begleitenden Maßnahmen gehört es, viel zu trinken, um die Blase zu spülen und den Harn zu verdünnen, der dann die Blase weniger reizt. Aber auch die richtigen Hygienemaßnahmen (z. B. die Wischrichtung nach dem Stuhlgang) sind wichtig. Zusätzlich kann es sinnvoll sein, die Darmflora zu überprüfen (Stuhluntersuchung), um gegebenenfalls – auch aufgrund vorangegangener Antibiotika-Anwendungen – eine Darmfehlbesiedlung und (damit einhergehend) eine Abwehrschwäche auszuschließen bzw. diese aufzudecken und zu behandeln.

Mein Tipp: Harnwegsentzündungen lassen sich durch eine gute Abwehrfunktion und mit ein paar „Tricks" vermeiden: Nehmen Sie täglich ausreichend Flüssigkeit zu sich. Versuchen Sie nicht, den Urin zu halten, sondern gehen Sie immer rechtzeitig auf die Toilette. Achten Sie auf die richtige „Wischrichtung" (von vorne nach hinten) nach dem Absetzen des Stuhls. Nach dem Geschlechtsverkehr ist es ratsam, die Blase baldmöglichst zu entleeren, um eventuell vorhandene Krankheitserreger (Bakterien) aus der Harnröhre zu spülen.

Hauterkrankungen – verletzlicher Schutzschild

Mit einer Oberfläche von 1,8 bis 2,0 Quadratmetern ist die Haut eines der größten Organe des Körpers. Mit einem Gewicht von durchschnittlich 14 Kilogramm macht sie etwa 20 Prozent unseres Gesamtkörpergewichts aus. Täglich verlieren wir etwa ein Gramm Hautschuppen, und nach ungefähr 20 Tagen ist unsere Haut „runderneuert". Das mehrschichtige Gebilde der Haut erfüllt als stoffwechselaktives Gewebe eine ganze Reihe von Funktionen. Pro Quadratzentimeter befinden sich hier unglaubliche 600 000 Zellen, davon gehören 5000 zu den Sinneszellen. Letztere dienen als Sensoren für äußere Einflüsse. Kein Wunder, dass die Haut „der Spiegel der Seele" ist, denn die Beziehung zwischen der Haut und den Nervenzellen ist sehr eng. Das ist darauf zurückzuführen, dass die Haut, das Nervensystem und das Gehirn in der stammesgeschichtlichen Entwicklung des Menschen aus ein und demselben Keimblatt entstanden sind.

Die wichtigste Aufgabe der Haut besteht sicherlich in ihrer Schutzfunktion gegen äußere Einflüsse. Allerdings ist die Bedeutung der „lebenden Hülle" damit noch lange nicht komplett erfasst. Die Haut ist u. a. auch Produktionsort für Vitamin D und ein wichtiges Organ für die körpereigene Immunabwehr. Sie ist an der Regulation der Temperatur sowie des Wasser- und Elektrolythaushalts beteiligt. Das Schutzorgan ist auch Sitz von Sinnesorganen (Tast-, Schmerz- und Temperaturgefühl), was die Haut auch zu einem „sensiblen Wesen" macht. Kein Wunder also, dass diese empfindliche äußere Hülle auf alle möglichen äußeren und inneren Faktoren reagiert. So können ihr z. B. Umweltgifte, Temperaturextreme wie Hitze oder Kälte und/oder Inhaltsstoffe von Hautpflegeprodukten genauso zusetzen wie z. B. Stress oder psychische Belastungen (siehe Kasten unten). So zeigt sie häufig entzündungsbedingte oder auch allergische Reaktionen, die sich z. B. in Form von Rötungen, Schuppungen oder auch Pusteln und Quaddeln äußern können.

Stressfaktoren für die Haut	
Physikalische Einflüsse	**Chemische Einflüsse**
☑ Kälte- und Wärmereize ☑ Reibung, Druck ☑ Trockene Luft ☑ UV-Strahlung	☑ Aggressive Desinfektionsmittel ☑ Alkohol ☑ Kleidergifte ☑ Körperpflegeprodukte ☑ Nikotin ☑ Dekorative Kosmetik ☑ Tenside ☑ Umweltgifte ☑ Waschmittelrückstände

Rotes Farbspiel – wenn die Haut chronisch entzündet ist

Rote Stellen im Gesicht, die hin und wieder mit Pickelchen einhergehen, können auf Rosazea (Couperose, Gesichtsrose) hinweisen. Dabei handelt es sich um eine entzündungsbedingte Hauterkrankung, die vorzugsweise Frauen mit heller Haut trifft. Aber auch bei Männern kommen die typischen Gesichtsrötungen an Wangen, Nase, Kinn und Stirn vor. Direkt um Mund und Nase sind die Hautveränderungen dagegen kaum anzutreffen. Nicht selten entwickelt sich die Erkrankung schubweise. Die Betroffenen klagen häufig über brennende, juckende Stellen, die sich am Beginn der Erkrankung durchaus wieder zurückbilden können, im späteren Stadium der Erkrankung allerdings immer hartnäckiger im Gesicht verbleiben. Die Ursache für diese Erscheinung liegt in der Erweiterung feiner Blutgefäße im Gesicht, die erblich bedingt sein kann. Als weitere Ursachen werden immunologische Reaktionen gegen Hautbesiedler wie die Haarbalgmilbe diskutiert. Auch eine übermäßige UV-Belastung ist als (Mit-)Ursache in der Diskussion. In jedem Fall spielt die Ausschüttung entzündungsfördernder Botenstoffe durch Abwehrzellen eine wichtige Rolle. Im Zug der Entzündung weiten sich die feinen Gesichtskapillaren, und es kommt zu einer übermäßigen Neuproduktion von Bindegewebe und einer Überproduktion der Talgdrüsen. Dadurch wird die Haut (z. B. auf der Nase) oft knotig verdickt bzw. großporig. Sie reagiert äußerst empfindlich auf äußere Einflüsse wie z. B. Inhaltsstoffe von Pflegeprodukten und Kosmetika. Alkohol und/oder Stress können das Krankheitsbild verschlimmern. Zur Therapie der Erkrankung werden entzündungshemmende Medikamente und Antibiotika sowie Laserbehandlungen eingesetzt.

Wie kann MSM helfen?

Wer mit Rosazea zu tun hat, der sollte auf eine gute Verträglichkeit von Körperpflegeprodukten und Kosmetika achten. Manchmal reagieren Betroffene auch empfindlich auf Bestandteile von Naturkosmetika, wie z. B. ätherische Öle. Es gilt also, die individuelle Verträglichkeit herauszufinden. Krankheitsfördernde Faktoren wie Alkohol, Stress und/oder eine übermäßige Sonnenexposition sollten nach Möglichkeit vermieden werden. Auch der Einfluss von bestimmten Arzneimittelwirkstoffen ist zu beachten. So kann die Hauterkrankung z. B. auch durch Mittel gefördert werden, die zur Blutdrucksenkung (Kalziumantagonisten) eingesetzt werden. MSM kann hilfreich sein, wie eine neuere Studie aus den USA gezeigt hat. In einer placebokontrollierten klinischen Untersuchung mit Patienten, die unter Rosazea litten, wurde der Effekt von MSM (zusammen mit Silymarin, einem Wirkstoff aus der Mariendistel) getestet. Im Vergleich zur Placebogruppe zeigte sich bei den MSM-Anwendern im Verlauf von insgesamt vier Wochen eine deutliche Verbesserung des Hautbilds: Rötungen, Pickel, Pusteln und juckende Stellen gingen signifikant zurück. Man geht davon aus, dass der Wirkstoff das in der Haut hochregulierte Immunsystem ausbalanciert und der Ausschüttung entzündungsfördernder Botenstoffe entgegenwirkt.

Ischias – die Pein im Bein

Der Ischiasnerv ist der längste Nerv in unserem Körper. Er entspringt als dickes Nervenkabel dem unteren Rücken (etwa in Hüfthöhe) und zieht sich dann rechts und links über die Rückseite der Oberschenkel über die Kniekehlen hinunter bis zu den Fußsohlen. Das erklärt, warum er – wenn er eingeklemmt oder verletzt wird – Schmerzen auslösen kann, die vom Rücken ausgehend bis ins Bein reichen. Die Schmerzintensität kann dabei unterschiedlich ausfallen. Ursächlich ist häufig ein Verschleiß der Bandscheiben, und eine allgemeine Schwächung der Rückenmuskulatur ist mit von der Partie. Begünstigt werden die einschießenden stechend-brennenden Schmerzen auch durch Muskelverspannungen. Aber auch ein Bandscheibenvorfall oder eine Blockade der Wirbelkörper kommen als Ursache infrage. In deren Folge kann der Ischiasnerv gereizt oder sogar eingeklemmt werden. Da die Bandscheibe dabei wegrutschen kann, strahlt der Schmerz meist nur in ein Bein aus. Üblicherweise verschwinden die schmerzhaften Beschwerden innerhalb von Tagen bis wenigen Wochen wieder von selbst. In jedem Fall sollte – bei einem längeren Bestehen der Ischialgie – die Ursache abgeklärt werden. Eine nähere Untersuchung ist auch dann unbedingt angeraten, wenn sich zu den Akutschmerzen weitere Symptome wie z. B. Kribbeln, Lähmungen, Taubheitsgefühle, Blasenentleerungsstörungen oder Fieber einstellen.

Wie kann MSM helfen?

Das beste Mittel gegen Ischiasschmerzen ist Bewegung. Auch die Anwendung von Kinesio-Tape, Akupunktur und/oder Wärmebehandlungen kann förderlich sein. Weiterhin ist es sinnvoll, den Rücken durch regelmäßige Übungen (Rückenschule) zu kräftigen. Häufig werden – gerade in der Anfangsphase der Ischialgie – Schmerzmittel (NSAR), Entzündungshemmer (Kortison), Antidepressiva und Arzneimittel zur Muskelentspannung eingesetzt. MSM kann ebenfalls zur Verbesserung der Schmerzproblematik beitragen, denn der Naturstoff wirkt muskelentspannend, entzündungshemmend und schmerzstillend. Sinnvoll ist hier – wie bei den Rückenschmerzen bereits erwähnt – eine Kombination mit Glucosamin(salz), denn auch Glucosamin wirkt den Schmerzen entgegen und kräftigt die Knorpel (am besten in Verbindung mit Mangan). Die Bandscheiben tragen ganz wesentlich zur „reibungslosen" Funktion und Stabilisierung unserer Wirbelsäule bei. Die Elastizität und die Beweglichkeit der Bandscheiben hängen wiederum in erster Linie von der Aufnahme von Flüssigkeit aus dem umgebenden Gewebe ab. Junge, bewegliche Bandscheiben bestehen zu etwa 80 Prozent aus Wasser. Mit zunehmendem Alter (und bei Bewegungsmangel) wird immer weniger Flüssigkeit eingelagert. Der Rücken wird dadurch unbeweglicher und spröde. Der Knorpelstoff Glucosamin unterstützt die Flüssigkeitsaufnahme zusätzlich und trägt damit zur Erhaltung der Stoßdämpfereigenschaften des Rückgrats bei. Empfehlenswert ist eine längerfristige (auch vorbeugende) Anwendung vom MSM (und Glucosaminsalz, zusammen mit Mangan), denn diese Naturstoffe wirken nicht nur entzündungshemmend und schmerzlindernd, sondern „nähren" auch den Knorpel der Bandscheiben.

Kopfschmerzen – Angriff auf das Gehirn

Kopfschmerzen sind so alt wie die Menschheit. Davon zeugen beispielsweise Zeichnungen, die bereits vor 4000 Jahren auf Papyrus angefertigt wurden und den Patienten mit einem aufgebohrten Kopf darstellen. Es gibt etwa 200 verschiedene Kopfschmerzarten. Etwa zehn Millionen Deutsche leiden regelmäßig unter der belastenden Pein. Grundlegend unterscheidet man die primären Kopfschmerzen (z. B. Spannungskopfschmerz, Cluster-Kopfschmerz, Migräne) von den sekundären Kopfschmerzen, die sich als Folge einer Grunderkrankung (z. B. Hirnhautentzündung, Nervenkrankheit, Tumor) einstellen können. Am häufigsten ist der Spannungskopfschmerz, der sich durch einen beidseitigen, dumpfen oder drückenden (aber nicht pochenden) Schmerz bemerkbar macht und minuten- aber auch tagelang andauern kann.

Der seltener vorkommende Cluster-Kopfschmerz geht mit besonders heftigen, fast immer einseitigen Attacken (z. B. im Schläfen- oder Augenbereich) einher. Diese stellen sich in der Regel ohne Vorboten ein und können bis zu mehreren Stunden anhalten. Häufig treten die Schmerzen episodenartig während bestimmter Wochen oder Monate auf. Die Migräne ist durch pochende, pulsierende Schmerzen, die nicht selten im Nacken beginnen und sich von dort über den Hinterkopf nach oben ziehen, charakterisiert. Manchmal sind auch hier die Beschwerden einseitig. Zusätzlich zu den Schmerzen können Begleiterscheinungen wie z. B. Übelkeit, Erbrechen, Licht- und Lärmempfindlichkeit auftreten. Gesellen sich Seh- und/oder Sprachstörungen oder gar Lähmungserscheinungen hinzu, spricht man von einer „Migräne mit Aura". Frauen sind deutlich häufiger betroffen, die Migräne verläuft bei ihnen oft heftiger und dauert länger als bei den Männern. Und schließlich sollte hier auch noch der durch Schmerzmittel hervorgerufene Kopfschmerz erwähnt werden, der sich als Folge eines länger anhaltenden Medikamentenmissbrauchs einstellen kann. Etwa jeder zweite Kopfschmerzpatient, der sich an spezialisierte Schmerzkliniken wendet, ist davon betroffen. Diese „Übergebrauchskopfschmerzen" können prinzipiell durch alle zum Einsatz kommenden Arzneimittel hervorgerufen werden. Daher ist hier besondere Vorsicht geboten.

Ursachen und Behandlungsstrategien sind so vielfältig wie die Kopfschmerzen selbst

Die Ursachen für die verschiedenen Kopfschmerzformen sind noch immer nicht vollständig erforscht, jedoch hat man (vor allem bei der Migräne) inzwischen konkretere Vorstellungen vom Ablauf des Schmerzgeschehens. Grundlegend kommt es dabei zu einer Störung der Reizverarbeitung in den unterschiedlichsten Bereichen des Gehirns. Auch entzündliche Prozesse spielen eine Rolle. Beim Spannungskopfschmerz scheinen Nervenzentren, die normalerweise Schmerzsignale abblocken, nicht optimal zu funktionieren. Die Folge ist eine mangelhafte Schmerzunterdrückung. Bei der Migräne spielt – neben der erblichen Veranlagung – wohl die Überempfindlichkeit von Nervenzellen eine Rolle: Die ankommenden Reize überfordern das System. Auch die im Zug der Reizverarbeitung auftretende Erweiterung und stärkere Durchlässigkeit der Blutgefäße ist hier von Bedeutung. Dadurch können vermehrt entzündungsfördernde Botenstoffe aus den Gefäßen in das umliegende Gewebe eindringen. Die dadurch verursachte Entzündung im Kopf ruft die Schmerzattacke hervor. Man geht davon aus, dass auch diejenigen Gehirnbereiche, die den Schlaf-Wach-Rhythmus steuern, am Schmerzgeschehen mitbeteiligt sind, denn häufig stellt sich die Migräne oder auch der Cluster-Kopfschmerz am Morgen ein.

Betroffene behandeln ihre Kopfschmerzen oft in Eigenregie. Zur Anwendung kommen frei verkäufliche schmerzstillende (und entzündungshemmende) Wirkstoffe wie z. B. Ibuprofen, Diclofenac, Acetylsalicylsäure, Paracetamol (NSAR). Hier ist unbedingt darauf zu achten, dass diese Mittel nicht zu lange (nicht länger als zehn Tage/Monat) eingenommen werden, da sich ansonsten leicht der medikamenteninduzierte Kopfschmerz einstellen kann. Zudem ist es – bevor man in die Selbstmedikation einsteigt – unbedingt empfehlenswert, die Ursache für die Kopfschmerzen durch eine entsprechend kompetente Behandlung beim Arzt herauszufinden. Bei Migräne werden häufig verschreibungspflichtige Medikamente verordnet. Dazu zählen Mittel gegen Depressionen, gegen Bluthochdruck oder auch die Triptane, die in den Nervenstoffwechsel eingreifen. Ebenso werden Medikamente, die bei den Betroffenen den Brechreiz unterdrücken, verschrieben. Häufig wird auch eine Kombination aus den verschiedensten Mitteln empfohlen. Auch das Nervengift, welches aus dem Bakterium Clostridium botulinum stammt (Botulinumtoxin) wird bei Migräne angewendet. Es kommen auch nichtmedikamentöse Verfahren, wie z. B. Akupunktur, Entspannungstechniken oder Bewegungstherapie, zum Einsatz.

Achten Sie auf die Trigger

Vielfach werden Kopfschmerzen durch ganz bestimmte Faktoren (Trigger) ausgelöst (siehe Auflistung S. 91). Das können z. B. Nahrungsmittel (Süßigkeiten) oder auch Alkohol sein. Stress, Zeitnot und psychische Belastungen rufen häufig bei den von Migräne geplagten Menschen eine Schmerzattacke hervor. Vielfach geraten die Betroffenen in einen Teufelskreis, weil sie sich nach dem durch die Schmerzen bedingten Leistungsausfall vornehmen, „alles wieder aufzuholen". Damit entsteht zusätzlicher Druck, und der nächste Anfall ist quasi vorprogrammiert. Anspannung oder auch Depressionen stehen ebenfalls häufig in

Verbindung mit dem „Schraubstock-Schmerzgefühl", denn solche Faktoren verändern den Gehirnstoffwechsel und machen den Kopf schmerzempfindlicher. Zu beachten ist auch, dass eine Veränderung der üblichen Schlafgewohnheiten (z. B. zu spätes zu Bett gehen oder längeres Ausschlafen) solche Schmerzattacken provozieren kann. Auch Verspannungen der Muskulatur, insbesondere der Kopf-, Nacken- und Schultermuskulatur, die wiederum von Fehlhaltungen (z. B. durch Bildschirmtätigkeit) herrühren, können Kopfschmerzen verursachen. Um die persönlichen Schmerztrigger herauszufinden, kann es hilfreich sein, für eine gewisse Zeit ein Schmerztagebuch zu führen. Darin sollten Sie täglich Ihre Ess- und Schlafgewohnheiten notieren, außerdem Wetterbedingungen, Erlebnisse bzw. belastende Faktoren festhalten und auftretende Kopfschmerzattacken beschreiben. Ein solches genau geführtes Dokument kann auch für den behandelnden Therapeuten hilfreich sein.

Mögliche Reize und Auslöser für Kopfschmerzen bzw. Migräne können sein:

- ☒ Alkohol, Medikamente
- ☒ Hormonelle Veränderungen (z. B. Menstruationszyklus)
- ☒ Hunger, Koffein, Koffeinentzug
- ☒ Lebensmittelinhaltsstoffe (z. B. Histamin)
- ☒ Nahrungsmittelzusätze (z. B. Glutamat)
- ☒ Optische Reize (Fernsehen, Computer, Mobiltelefon)
- ☒ Sportliche Aktivität, Stress
- ☒ Temperaturreize (z. B. Eis)
- ☒ Veränderung der Schlafgewohnheiten
- ☒ Wetterwechsel

Wie kann MSM helfen?

Die schwefelhaltigen Aminosäuren L-Methionin und L-Cystein sind für einen reibungslos verlaufenden Nervenstoffwechsel unverzichtbar. L-Methionin wird für die Bereitstellung von Nervenbotenstoffen benötigt, die u. a. bei der Reizverarbeitung eine wesentliche Rolle spielen. Zudem wird L-Methionin für die Freisetzung des Schlafhormons Melatonin benötigt, welches zu einen gesunden Schlafrhythmus beiträgt. MSM liefert hier – als Schwefeldonator – einen wesentlichen Beitrag zur Produktion dieser Eiweißbausteine. Zudem kann der organische Schwefel im Körper in ein weiteres Reaktionsprodukt – das S-Adenosylmethionin (SAM) – eingebaut werden. Diese Substanz wirkt schmerzreduzierend. SAM ist in einer klinischen Studie mit Migränepatienten untersucht worden. Es zeigte sich eine deutliche Verbesserung der Beschwerden, wobei klar zum Ausdruck kam, dass die Wirkung erst nach einer gewissen Zeit eintritt und somit eine rasche Schmerzreduktion, wie man sie von den klassischen Schmerzmitteln her kennt, nicht erwartet werden kann. Weiterhin ist bekannt, dass vor allem bei der Migräne ein erhöhter oxidativer Stress (bedingt durch freie Radikale) beobachtet werden kann. Daher wird schwefelhaltigen Antioxidantien (z. B. Glutathionsystem, Taurin) eine Bedeutung eingeräumt. Schließlich kann MSM aber auch direkt aufgrund seiner antioxidativen, entkrampfenden, entzündungshemmenden und schmerzstillenden Eigenschaften eine positive Wirkung bei Kopfschmerzen zugesprochen werden. In der Praxis hat man mit MSM gute Erfahrungen machen können, obgleich große wissenschaftliche Studien noch fehlen. Empfehlenswert ist es, MSM mit Magnesium zu kombinieren, denn auch dieser Mineralstoff zeigt gute Effekte bei Kopfschmerzen und Migräne. MSM kann zudem die Verwertung des Vitalstoffs im Körper verbessern und seine Wirkung dadurch optimieren. Besonders ratsam ist die vorbeugende Anwendung der beiden Substanzen, z. B. während der anfallfreien Zeit. Sollten Sie MSM bei einer bestehenden Schmerzattacke einnehmen wollen, müssen Sie sich darauf einstellen, dass der Wirkungseintritt deutlich langsamer erfolgt als beim Einsatz der klassischen Schmerzmittel.

Mein Tipp: Achten Sie auf Ihre persönlichen Kopfschmerztrigger. Versuchen Sie regelmäßig zu essen – sowohl ein starker Insulinanstieg als auch ein -abfall können Kopfschmerzen begünstigen. Erlernen Sie Atem- und Entspannungstechniken (z. B. progressive Muskelrelaxation nach Jacobsen). Diese können sehr hilfreich sein, um Kopfschmerzen vorzubeugen. Und: Muten Sie sich nicht zu viel zu – lernen Sie Nein zu sagen.

Muskelschmerzen

Muskelkrämpfe, Verspannungen, Zerrungen oder auch Muskelkater können mit schmerzhaften Muskelbeschwerden einhergehen. Schmerzen zählen zu den häufigsten Beschwerden im Bereich der Muskeln. Sie können einen einzelnen Muskel betreffen oder auch die Muskeln im ganzen Körper. Insgesamt verfügt der Körper über etwa 650 Muskeln, die grundsätzlich alle von Schmerzen betroffen sein können. So treten die Schmerzzustände häufig durch Fehlhaltungen (z. B. Bildschirmarbeit, telefonieren) oder auch infolge von Überanstrengung oder gar Verletzungen (Sport) auf. Meistens sind die Nacken-, die Rücken- und die Schultermuskulatur betroffen. Ebenso können sich Muskelschmerzen als Begleiterscheinung einer bestehenden Grunderkrankung einstellen. Hier ist nicht nur das bereits beschriebene Fibromyalgiesyndrom gemeint, sondern auch Rheuma, grippale Infekte, Schilddrüsenerkrankungen, Bindegewebserkrankungen, Durchblutungsstörungen oder Stoffwechselkrankheiten wie z. B. Diabetes mellitus oder Gicht. Bei all diesen Krankheitsbildern können Muskelschmerzen begleitend auftreten, wobei sich die Pein hier oft schleichend einstellt. Muskelschmerzen können aber auch Begleiterscheinungen einer Muskelentzündung sein. Diese kann durch eine Infektion mit Bakterien, z. B. im Zug einer Sportverletzung, hervorgerufen werden. Auch ein Mangel an Mikronährstoffen (Magnesiummangel) kommt als Auslöser in Betracht. Hier stellen sich vor allem nachts oder beim Sport Wadenkrämpfe ein. Und schließlich kann das Schmerzgeschehen auch durch Medikamente (z. B. Cholesterinsenker vom Typ Statine, Antibiotika) hervorgerufen werden. Statine können – schon bei geringer Dosierung – Muskeln zum Ermüden bringen und den betroffenen Anwendern häufig unangenehme Muskelschmerzen bescheren, die ihren Alltag sehr belasten können. Auch Muskelkrämpfe, Muskelentzündungen und sogar Muskelfaserauflösungen sind beschrieben worden – wenngleich die zuletzt genannten Nebenwirkungen eher selten sind.

Wie kann MSM helfen?

Es ist grundsätzlich immer wichtig, die Ursache für die auftretenden Muskelschmerzen therapeutisch abklären zu lassen. Besteht im Zusammenhang mit Muskelschmerzen der Verdacht auf eine Verletzung des Muskels (z. B. beim Sport), sollte unbedingt ein Arzt aufgesucht werden. Zunächst kann es hilfreich sein, den betroffenen Muskel ruhigzustellen und gegebenenfalls zu kühlen. Muskelschmerzen, die akut infolge von Fehlhaltungen oder Verspannungen auftreten, werden meistens mit Schmerzmitteln der Gruppe NSAR (z. B. Ibuprofen, Diclofenac) behandelt. MSM kann hier ebenfalls hilfreich sein. Der Naturstoff regt die Durchblutung an und kann begleitenden Entzündungen entgegenwirken und die Schmerzen lindern.

Mein Tipp: Sollten Sie unter Muskelschmerzen leiden, die durch die Anwendung von Statinen verursacht werden, kann es hilfreich sein, bei Ihrem behandelnden Arzt die Notwendigkeit der Statinanwendung überprüfen zu lassen. Nicht immer ist dieses Medikament bei einem (moderat) erhöhten Cholesterinspiegel angezeigt. Hier wird teilweise mit „Kanonen auf Spatzen geschossen", und Statine werden nicht selten zu rasch verordnet. Übrigens kann auch der Naturstoff Monacolin K (aus dem fermentierten roten Reis), am besten in Kombination mit Omega-3-Fettsäuren, zur Cholesterinsenkung beitragen. Wenn Sie an einer Produktempfehlung interessiert sind, sprechen Sie mich an (meine Kontaktdaten finden Sie auf S. 119). Aber setzen Sie bitte das Medikament nicht einfach eigenmächtig und ohne Rücksprache mit Ihrem behandelnden Therapeuten ab.

Nervenschmerzen: Angriff auf die „Gefühlsfasern"

Nervenschmerzen (neuropathische Schmerzen) werden durch entzündete oder geschädigte sensible Fasern (Gefühlsfasern) des Nervensystems ausgelöst. Davon kann das zentrale Nervensystem im Rückenmark und Gehirn genau so betroffen sein wie das außerhalb von Gehirn und Rückenmark gelegene periphere Nervensystem. Das periphere Nervensystem leitet die Informationen des zentralen Nervensystems zu den Zielorganen des Körpers und von dort aus wieder zurück. U. a. werden das Temperaturempfinden, die Steuerung der inneren Organtätigkeit oder auch die Übertragung der Bewegungsimpulse auf die Muskeln durch dieses peripher („am Rand") verlaufende Geflecht von Nervenzellen geregelt. Eine Entzündung oder Schädigung des Zentralnervensystems oder auch des peripheren Nervensystems kann daher weitreichende und tief greifende Folgen haben.

Der Nervenschmerz kann – plötzlich einschießend – bohrend, stechend, kribbelnd, juckend oder brennend sein. Es können auch Missempfindungen (z. B. taube Gliedmaßen, Lähmungserscheinungen) auftreten. Manchmal führen die Nervenschäden sogar dazu, dass man schon bei leichter Berührung der Haut vor Schmerzen davonlaufen könnte. Sogar das Tragen der Kleidung kann dann als unangenehm empfunden werden. Allerdings kommt auch eine unzureichende Hautempfindlichkeit vor, und die Betroffenen spüren z. B. Hitze oder Kälte oder auch Schmerzen weniger als Nervengesunde. Die völlig unterschiedlichen Begleiterscheinungen erschweren häufig eine Diagnosestellung. Als Ursache kommen viele Grunderkrankungen infrage (siehe Kasten S. 97). So kann es beispielsweise im Zug eines Schlaganfalls, einer Rückenmarksverletzung durch Unfall, eines Bandscheibenvorfalls, einer Autoimmunerkrankung (wie z. B. Multiple Sklerose) oder auch Stoffwechselstörungen (wie Diabetes mellitus) zu den Nervenschäden kommen. Auch Viruserkrankungen, wie z. B. die Gürtelrose oder HIV (Human Immunodeficiency Virus), sind mögliche Ursachen.. Ebenso kann der Phantomschmerz, der sich u. U. nach einer Amputation einstellt, mit Nervenschädigungen und Nervenschmerzen einhergehen. Auch Nervengifte (z. B. Schwermetalle, Krebsmedikamente, Alkohol, Lebensmittelvergiftung durch Clostridium botulinum) können die Leitungsbahnen strapazieren und Entzündungen bzw. Schäden an den „Gefühlsfasern" der Nerven hervorrufen.

Mögliche Ursachen für Nervenschmerzen

- ☑ Bandscheibenvorfall
- ☑ Diabetes mellitus
- ☑ Gift(e)
- ☑ Gürtelrose
- ☑ HIV-Infektion
- ☑ Multiple Sklerose
- ☑ Phantomschmerz
- ☑ Rückenmarksverletzung
- ☑ Schlaganfall

Ärzte-Odyssee: Die Betroffenen irren häufig lange umher

In Deutschland sind etwa fünf Millionen Menschen von Nervenschmerzen betroffen. Die Diagnosestellung gestaltet sich schwierig, was die folgenden Fakten verdeutlichen: Im Zeitraum von zehn Jahren haben die Betroffenen im Durchschnitt zehn Ärzte konsultiert. Untersuchungen, die aus den USA stammen, zeigen auf, dass sich nur etwa ein Drittel der Nervenärzte in der Lage sieht, die Schmerzen sicher zu diagnostizieren. Bei der Behandlungsmöglichkeit sieht es sogar noch schlechter aus: Nur etwa ein Fünftel der befragten Ärzte gab in dieser Untersuchung an, diese Schmerzform ausreichend gut behandeln zu können. Damit ist für viele betroffene Menschen ein langer Leidensweg vorgezeichnet. Zur Abklärung der Nervenschmerzen werden u. a. Messungen der Nervenleitgeschwindigkeit oder/und der Hautsensibilität vorgenommen. Auch bildgebende Verfahren wie z. B. die Magnetresonanztomografie (MRT) oder die Kernspintomografie kommen zum Einsatz. Für die Therapie der Nervenschmerzen werden von den behandelnden Ärzten häufig noch immer die „Klassiker" wie z. B. Paracetamol, Ibuprofen oder Diclofenac (NSAR) empfohlen, obgleich man inzwischen weiß, dass diese Arzneimittel bei diesem Krankheitsbild kaum eine Wirkung zeigen. Aber auch starke Schmerzmittel (z. B. Opioide), Kortisonpräparate, Mittel gegen Depressionen und entkrampfende Mittel wie sie z. B. bei Epilepsie verordnet werden, kommen zur Anwendung. Häufig müssen Kombinationen aus den verschiedenen Wirkstoffgruppen gegeben werden, um eine Verbesserung der Schmerzproblematik zu erreichen. Das Ziel (entsprechend der Leitlinie der Deutschen Schmerzgesellschaft) ist eine Verminderung der Pein um 30 bis 50 Prozent. Auch eine Verbesserung der Schlaf- und Lebensqualität zählt zu den erklärten Zielen der Behandlung. Die Nebenwirkungsproblematik durch die Schmerzmedikamente ist teilweise erheblich, sodass nicht wenige Betroffene die Behandlung abbrechen. Es wird auch auf nichtmedikamentöse Therapien wie z. B. die elektrische Nervenstimulation oder Physiotherapie zurückgegriffen.

Wie kann MSM helfen?

Organischer Schwefel bzw. schwefelhaltige Aminosäuren (z. B. L-Cystein, L-Methionin und deren Abkömmlinge) sind für die

Gesunderhaltung der Nerven von großer Bedeutung. Wie schon mehrfach erwähnt, liefert MSM diesen organischen Schwefel nicht nur, sondern wirkt auch noch entzündungshemmend und schmerzstillend. N-Acetylcystein ist ein Abkömmling von L-Cystein. In Tierversuchen konnte gezeigt werden, dass N-Acetylcystein vor den durch (experimentell provoziertem) Diabetes verursachten Nervenschäden schützen kann. Weiterhin hat man beobachten können, dass N-Acetylcystein den durch Krebsmedikamente hervorgerufenen Nervenschäden bzw. dem Absterben von Nervenzellen entgegenwirken kann. Im Gehirn kann L-Methionin in die stoffwechselaktive Form S-Adenosyl-Methionin (SAM) umgewandelt werden. Dort wird der schwefelhaltige Baustoff in die Nervenzellen eingebracht und ist an der Herstellung körpereigener Nervenbotenstoffe mitbeteiligt. Interessant sind auch Erkenntnisse aus wissenschaftlichen (tierexperimentellen) Untersuchungen, die mit Nervenzellen und dem Krebsmittel Cis-Platin durchgeführt wurden. Dieses Medikament kann die Nervenzellen extrem schädigen und zum Absterben bringen. Durch die Vorbehandlung der Nervenzellen mit Methionin (D-Form) wurden die Nervenzellen vor der schädlichen Wirkung des Cis-Platin geschützt und starben seltener ab. Diese Beobachtung muss allerdings erst noch in umfassenden Humanstudien belegt werden.

Osteoporose: lautloser Beginn – häufig tragisches Ende

Auch wenn es auf den ersten Blick so aussehen mag – Knochen ist kein totes Material! Im Gegenteil, dort ist ständig „Action" angesagt. Es geht dort zu wie auf einer Baustelle. Permanent sind die „Knochenbauarbeiter" dabei, abgenutztes, bröseliges Material auszutauschen und damit den Knochen umzubauen. Diese mühevolle Arbeit wird von spezialisierten Zellen übernommen. Aufbauende Kolonien („Osteoblasten") und Räumkommandos („Osteoklasten") arbeiten dabei ständig „Hand in Hand". Das klappt sehr gut, solange wir jung sind. Mit zunehmendem Alter (etwa ab dem 30. bis 40. Lebensjahr) gewinnen die Knochen abbauenden Osteoklasten allerdings mehr und mehr die Oberhand, und damit geht es mit den Knochen bergab. Die Knochendichte verringert sich jährlich um etwa 0,5 Prozent. Allerdings gibt es neben diesen „slow losern" auch „fast loser", bei denen der Knochensubstanz-Verlust sogar bis zu fünf Prozent beträgt. Das ist für Frauen besonders tragisch, denn sie haben generell eine geringere maximale Knochendichte als Männer. So erklärt es sich, dass Frauen deutlich stärker von der Osteoporose („Knochenschwund") betroffen sind als Männer. Dazu kommt der spezielle Einfluss der weiblichen Hormone, die in jungen Jahren den Knochen schützen, aber jenseits der Wechseljahre ihren „Schutzschirm" nicht länger über die Knochen halten. Die stärksten Knochenverluste treten bei Frauen in den ersten drei bis sechs Jahren nach der letzten Regelblutung auf.

Aber auch bei Männern wird immer häufiger das Krankheitsbild „Osteoporose" diagnostiziert. Die Verminderung der Knochendichte verläuft zunächst unbemerkt und verursacht keine Schmerzen. Wenn allerdings die Körpergröße abnimmt („Schrumpfen") oder der Rücken immer runder wird, dann ist das bereits ein deutliches Alarmzeichen. Spätestens, wenn es zu einer vermehrten Häufigkeit von Brüchen kommt, wird das Ausmaß der Misere deutlich.

Ist die Osteoporose weit fortgeschritten, können die Knochen sehr schmerzen! Im Zug der Verminderung der Knochendichte werden die Skelettteile spröde und neigen zum Brechen. So kann es passieren, dass eine Bewegung (auch im Schlaf) genügt, um den gefürchteten Bruch, beispielsweise im Wirbelbereich, zu verursachen. Nicht selten mündet eine solche Fraktur in die Pflegebedürftigkeit. Nicht wenige Menschen sterben sogar an den Folgen eines solchen Knochenbruchs (z. B. Oberschenkelhalsbruch).

Risiko: Wer schlank ist und gerne Kaffee trinkt, ist besonders gefährdet

Inzwischen kennt man eine Reihe von Risikofaktoren, welche die typische Frauenkrankheit begünstigen (siehe Kasten S. 102). Hatte die Mutter oder/und ihre Schwester oder/und die Oma mit Osteoporose zu kämpfen, dann kann man davon ausgehen, dass eine erblich bedingte Veranlagung für diese Knochenerkrankung vorliegt. Wer sich zu wenig bewegt, ist ebenfalls gefährdet, denn über die Muskelarbeit wird auch der Knochenaufbau gefördert. Auch ein Defizit an Östrogen hat einen nachteiligen Effekt auf die Knochenstabilität, denn diese Hormone schützen, wie bereits erwähnt, die Knochen. Da Frauen aber nicht nur in den Eierstöcken, sondern z. B. auch im Fettgewebe Östrogene produzieren, sind superschlanke Frauen besonders gefährdet, denn ihnen fehlt diese „Extraportion" Hormone. Auch die Ernährung spielt eine wesentliche Rolle. Wer den Knochen durch eine ungenügende Zufuhr an knochenbildenden Stoffen (z. B. Kalzium, Magnesium, Vitamin D, Vitamin K2) „verhungern" lässt, der erhöht die Gefahr, an Osteoporose zu erkranken. Ungünstig ist auch eine ausgeprägte Vorliebe für Kaffee, denn dieser fördert die Ausscheidung des Knochenminerals Kalzium über die Niere. Gegen ein bis zwei Tassen pro Tag ist allerdings nichts einzuwenden. Auch Alkohol wirkt sich nachteilig auf die Knochendichte aus. Hier gilt eine Menge von ein bis zwei Glas Wein oder Bier in der Woche als nicht bedenklich. Raucherinnen schaden ihren Knochen gewaltig, denn bei ihnen ist der (altersbedingte) Knochensubstanz-Verlust doppelt so hoch wie der von Nichtraucherinnen. Wer bestimmte Medikamente einnehmen muss (z. B. Kortison, Schilddrüsenhormone, Abführmittel, Krebsmittel) ist ebenfalls gefährdet, denn diese Wirkstoffe können ebenfalls Kalziumverluste verursachen.

Risikofaktoren für die Entstehung von Osteoporose	
☑ Alkohol	☑ Medikamente
☑ Bewegungsmangel	☑ Rauchen
☑ Erbliche Belastung	☑ Zuviel Kaffee
☑ Fehlernährung	☑ Untergewicht

Wie kann MSM helfen?

Um der Osteoporose vorzubeugen, sind ausreichende Bewegung und eine „knochenfreundliche" Ernährung von großer Bedeutung. Darüber hinaus ist es wichtig, sich (zeitlich begrenzt) regelmäßig in der Sonne aufzuhalten, was in unseren Breitengraden eher schwierig erscheint und zudem leider das Risiko für Hautkrebs birgt. Daher kann es sinnvoll sein, sich nach vorheriger Bestimmung des Blutwerts, Vitamin D in Kapsel-/Tablettenform zuzuführen. Zur Wirkung von MSM auf die Entwicklung von Osteoblasten gibt es eine interessante Untersuchung, die an Zellkulturen im Labor durchgeführt wurde. Demzufolge hat MSM einen positiven Einfluss auf die Entwicklung der knochenaufbauenden Zellen und die Knochenmineralisation. Zudem können sich die schmerzreduzierenden Eigenschaften des MSM bei bestehenden Knochenschmerzen positiv auswirken. Auch der schwefelhaltige Aminosäure-Abkömmling Taurin ist hier anzuführen, für dessen Molekülstruktur MSM den organischen Schwefel liefert. Taurin kommt interessanterweise in nennenswerten Mengen im Knochen vor. Dort beeinflusst der Aminosäure-Abkömmling den Auf-, Ab- und Umbau der Knochen. Taurin fördert die Tätigkeit der Osteoblasten und hemmt die der Osteoklasten. In einer wissenschaftlichen Untersuchung zur Wirksamkeit von Taurin auf die Knochengesundheit wird der eiweißartige Stoff sogar als Alternative zu den Biphosphonaten, die häufig bei Osteoporose zum Einsatz kommen, diskutiert.

Mein Tipp: Bewegung, Bewegung und noch einmal Bewegung. Suchen Sie sich eine Sportart aus, die Ihnen Spaß macht. Denn nur dann werden Sie diese regelmäßig und langfristig praktizieren. Phosphate behindern die Aufnahme von Kalzium. Verzichten Sie auf den Konsum phosphathaltiger Softdrinks (z. B. Colagetränke) und reduzieren Sie Ihren Verzehr von Wurst (phosphathaltig). Achten Sie auf Ihren Vitamin D-Spiegel – lassen Sie diesen im Bedarfsfall überprüfen!

Rückenschmerzen – das Kreuz mit dem Kreuz

Schmerzen im Bereich der Wirbelsäule sind heute die Volkskrankheit Nummer 1. Etwa 80 Prozent der Deutschen leiden mindestens einmal in ihrem Leben unter Rückenschmerzen. Sie sind der häufigste Grund für den Arztbesuch und haben einen maßgeblichen Anteil an der Verordnung von Schmerzmitteln oder auch an der Selbstmedikation mit diesen Medikamenten. Jede dritte Krankmeldung gibt Rückenschmerzen als Grund an. Der durch die Krankheit verursachte Arbeitsausfall und die dadurch bedingten Frühverrentungen machen einen wesentlichen Anteil der durch diese Erkrankung verursachten volkswirtschaftlichen Kosten aus. Der Begriff „Rückenschmerzen" umfasst alle schmerzhaften Beschwerden im Bereich der Wirbelsäule, wobei meist die untere Region betroffen ist. Am häufigsten treten Schmerzen im Bereich der Lendenwirbelsäule (unterer Rücken) auf, gefolgt von Schmerzzuständen im Bereich der Halswirbelsäule und der Brustwirbelsäule (oberer Rücken). Die Schmerzen können ihren Ursprung in allen Teilen des Stützgewebes haben, also vom Wirbelkörper, den Gelenken, Bandscheiben, Bändern oder auch von den Muskeln ausgehen. Die akut auftretenden Attacken können sich als stechende, ziehende oder auch brennende Schmerzen von völlig unterschiedlicher Intensität und Dauer äußern. Die plötzlich auftretende Pein bleibt bei den akuten Rückenschmerzen in der Regel nur wenige Tage bestehen und ist in den meisten Fällen – was die gesundheitliche Bedrohung anbelangt – harmlos. Stellen sich allerdings weitere zusätzliche Beschwerden ein, wie beispielsweise Lähmungserscheinungen, Taubheitsgefühl im Gesäßbereich, Blasenentleerungs- oder Darmstörungen, dann ist ärztliche Hilfe dringend erforderlich. Bei etwa jedem zehnten Betroffenen halten die Schmerzzustände mehrere Wochen bis Monate an. Man spricht dann von „chronischen Rückenschmerzen". Wichtig ist die Abklärung der Ursache. Meistens steckt keine ernste Grunderkrankung hinter dem Beschwerdebild. In einigen wenigen Fällen (bei etwa einem Prozent) kann sich hinter den Schmerzzuständen im Bereich der Wirbelsäule aber z. B. eine Tumorerkrankung, Entzündungen oder Brüche verbergen. Auch Prostataleiden, Nierenerkrankungen und Magengeschwüre kommen als Ursache der Schmerzproblematik infrage. Diese Erkrankungen müssen durch entsprechende diagnostische Verfahren ausgeschlossen werden.

Operation Rücken – häufig überflüssig

Rückenschmerzen haben ihre Ursache meistens in den vielen sitzenden Tätigkeiten, die häufig gepaart sind mit einer schlechten Sitzhaltung, Fehlbelastungen und unzureichender Bewegung. In der Folge kommt es zu Verkürzungen, Verhärtungen und Verspannungen der Muskeln. Daher sind manuelle physiotherapeutische Behandlungen, kombiniert mit der richtigen Bewegung bzw. krankengymnastischen Übungen häufig zielführend. Nur sehr selten (z. B. bei bestimmten Formen des Bandscheibenvorfalls) sind operative Eingriffe wirklich nötig. Die Realität sieht in Deutschland jedoch anders aus: Bei Rückenleiden wird zu schnell und zu häufig operiert. So nahm die Anzahl der Klinikaufenthalte aufgrund dieses Krankheitsbilds zwischen den Jahren 2006 und 2014 um etwa 50 Prozent zu, die Zahl der Bandscheibenoperationen stieg während dieses Zeitraums um mehr als 10 Prozent an. Ein Drittel aller Betroffenen, die wegen eines Rückenleidens eine Klinik aufsuchen, geraten unters Messer. Die Zunahme der Eingriffe wird zum Teil auch aus den Reihen der Ärzte selbst kritisiert. Untersuchungen haben gezeigt, dass sich Patienten deutlich seltener für eine Operation entscheiden, wenn ihnen Alternativen (z. B. Physiotherapie, Bewegung, Akupunktur) aufgezeigt werden. Es wird empfohlen, erst alle anderen Möglichkeiten voll auszuschöpfen, bevor man einen solchen Eingriff in Erwägung zieht. Dazu kommt, dass Patienten mit chronischen Rückenleiden von einer Operation wenig profitieren, da sich das Schmerzgeschehen („Schmerzgedächtnis") hier bereits verselbstständigt hat. Interessant ist in diesem Zusammenhang auch die Verbindung von Rückenleiden und Psyche. Seelische Belastungen und Depressionen können zur Chronifizierung des Schmerzes beitragen. Daher kann gerade bei diesem Krankheitsbild eine zusätzliche psychologische Betreuung sinnvoll sein.

Wie kann MSM helfen?

MSM kann auf Rückenschmerzen einen positiven Einfluss ausüben. Betroffene können von seiner muskelentspannenden und durchblutungsfördernden Wirkung profitieren. Zudem kann der entzündungshemmende und schmerzstillende Effekt der Schwefelverbindung für Erleichterung sorgen. Besonders interessant ist die Kombination aus MSM und Glucosamin(salz), denn beide Stoffe ergänzen sich hier in ihrer schmerzstillenden und durchblutungsfördernden Eigenschaft. In einer wissenschaftlichen Studie wurden Personen, die unter Rückenschmerzen litten, in zwei Gruppen eingeteilt. Die Hälfte der Schmerzpatienten erhielt eine konventionelle Behandlung mit schmerz- und entzündungshemmenden Arzneimitteln, kombiniert mit Physiotherapie. Die andere Hälfte bekam zusätzlich einen Glucosaminkomplex mit MSM. Während des Behandlungszeitraums von insgesamt drei Monaten wurden die Studienteilnehmer mit allgemein anerkannten wissenschaftlichen Methoden auf ihre Schmerzintensität und Beweglichkeit hin untersucht. Zu Beginn der Behandlung zeigte sich kein positiver Effekt durch die Anwendung von MSM und Glucosamin. Allerdings war am Ende der Studie (nach drei Monaten) die Schmerzintensität bei dieser Prüfgruppe deutlich geringer als bei den klassisch behandelten Patienten, die kein MSM und kein Glucosamin erhielten. Auch die Verträglichkeit dieser Substanzen wurde in dieser Studie dokumentiert: Den Prüfsubstanzen wurde eine gute Verträglichkeit bescheinigt. Es empfiehlt sich eine längerfristige Anwendung über einen Zeitraum von mehreren Monaten. Zudem sollte bei der Anwendung von Glucosamin unbedingt darauf geachtet werden, dass gleichzeitig das Spurenelement Mangan zugeführt wird, denn das Enzym, welches für den Einbau des Glucosamins in den Knorpel zuständig ist, benötigt Mangan als Cofaktor. Falls Sie hier eine Produktempfehlung für ein Kombinationspräparat mit einer ausreichenden Dosierung haben möchten, können Sie mich gerne ansprechen. Meine Kontaktdaten finden Sie auf S. 119.

Mein Tipp: Bei Rückenschmerzen sollten zügig Gegenmaßnahmen (z. B. Bewegungstherapie, Physiotherapie) erfolgen, um der Chronifizierung des Schmerzes entgegenzuwirken. Entspannungstraining und Stressbewältigung sind auch empfehlenswert.

Sehnenscheidenentzündung – zu viel des „Guten"

Ziehende oder stechende starke Schmerzen im Bereich der Sehnen (z. B. am Handgelenk oder an der Achillessehne) können Anzeichen einer Sehnenscheidenentzündung sein. Auch Rötungen, Erwärmung und Schwellungen sind nicht selten Begleitsymptome der Erkrankung, die sich häufig infolge einer Überlastung einstellt. Sehnen verbinden unsere Muskeln mit den Knochen. Die Sehnenscheide ist die doppelwandige Hülle, die mit Gelenkschmiere gefüllt ist und die Sehnen umschließt. Die Aufgabe der Sehnenscheiden besteht darin, die Sehnen und das umliegende Gewebe vor Reibung zu schützen und Druck auszugleichen. Bei Bewegung schieben sich die Sehnen normalerweise problemlos durch die Sehnenscheiden hindurch. Wenn sie allerdings überfordert werden, können sie an der Innenseite der Scheiden reiben und eine Entzündung verursachen. Häufig sind sportliche Aktivitäten (z. B. Tennis, Klettern) oder auch handwerkliche Tätigkeiten die Ursache für eine solche Überbelastung. Auch die Tätigkeit am Computer oder das häufige Spielen eines Musikinstruments in der immer gleichen Körperhaltung kann zu einer Sehnenscheidenentzündung führen. Seltener rührt die Erkrankung von einer bakteriell bedingten Infektion (z. B. Borrelien) oder einer entzündungsbedingten Gelenkerkrankung her.

Erst Sehnenscheidenentzündung, dann Karpaltunnelsyndrom?

Nicht selten mündet eine längerfristig bestehende Sehnenscheidenentzündung in ein Karpaltunnelsyndrom. Als „Karpaltunnel" bezeichnet man einen Raum im Bereich der Handwurzel, der von Sehnen und einem Nerv (Medianus-Nerv) durchzogen ist und von einem straffen Bindegewebsband begrenzt wird. Dieser Nerv ist für die Empfindlichkeit der Handfläche und der Finger und die Muskelaktivität von Hand- und Fingerwurzeln von Bedeutung. Durch das Anschwellen von Sehnen, Entzündungsvorgänge oder auch Bindegewebswucherungen kann es für den Medianus-Nerv eng werden – er wird dadurch ständig komprimiert. Die chronische Druckbelastung wiederum kann die Schädigung des Nervs zur Folge haben. Auch eine erbliche Veranlagung oder Erkrankungen wie z. B. entzündungsbedingte Gelenkerkrankungen, Stoffwechselerkrankungen (Diabetes mellitus, Gicht), Schilddrüsenerkrankungen oder Nierenschwäche (mit Dialyse) können diese Erkrankung nach sich ziehen. Ebenso kann sich der Engpass infolge von Fehlstellungen nach Knochenbrüchen schmerzhaft bemerkbar machen. Die dabei auftretenden Symptome können sich hier unterschiedlich darstellen: Viele Betroffene klagen über Taubheitsgefühle oder Kribbeln, Brennen oder Jucken im Bereich des Handgelenks, der Handfläche oder in den Fingern. Besonders unangenehm können diejenigen Schmerzen sein, die sich vor allem nachts oder auch bei Tätigkeiten, die eine Beugung des Handgelenks erfordern, einstellen können. Frauen sind deutlich häufiger betroffen (dreimal mehr) als Männer. Auch bei übergewichtigen Menschen tritt das Syndrom öfter auf als bei Normalgewichtigen. Unbehandelt kann die druckbedingte Schädigung des Nervs zu einer (dauerhaften) Bewegungseinschränkung der Hand und chronischen Missempfindungen führen.

Wie kann MSM helfen?

Bei einer akuten Sehnenscheidenentzündung ist es wichtig, den betroffenen Bereich zunächst einmal ruhigzustellen und zu kühlen. Auch beim Karpaltunnelsyndrom bekommt der Patient häufig eine Armschiene. Weiterhin werden entzündungshemmende Medikamente (NSAR, Kortison) empfohlen. Beim Karpaltunnelsyndrom wird das Kortison direkt in den Karpaltunnel gespritzt, wobei allerdings die Gefahr einer Sehnen- oder Nervschädigung besteht. Stellt sich keine Verbesserung der Beschwerden ein, muss eine Operation in Erwägung gezogen werden, wobei ein Teil des Bindegewebsbands gespalten und damit der Druck auf den Nerv gemindert wird.

Im Rahmen einer klinischen Studie wurde bei Personen, die unter einer schmerzhaften Achillessehnenentzündung litten, die Anwendung einer sogenannten Stoßtherapie untersucht. Ein Teil der Studienteilnehmer erhielt zusätzlich täglich MSM (in Kombination mit einer Aminosäure, Kollagen, Vitamin C und Ananasenzym). Zur Ermittlung der Wirkungen wurden in der Medizin anerkannte Skalierungsschemata verwendet. So wurde untersucht, wie sich die Schmerzintensität und die Beweglichkeit veränderten. Ebenso wurde beobachtet, in welchem Maß die Betroffenen ihren Alltag wieder aktiv gestalten können. Es zeigte sich, dass die Anwender der MSM-Kombination im Rahmen der insgesamt sechsmonatigen Beobachtungsdauer deutlich im Vorteil waren. U. a. dürfte sich hier die schmerzstillende, entzündungshemmende und antioxidative Wirkung von MSM positiv bemerkbar gemacht haben.

Mein Tipp: Achten Sie darauf, Ihr Handgelenk nicht übermäßig zu belasten. Unterbrechen Sie z. B. Ihre Computertätigkeit öfter einmal und machen Sie Fingerübungen (z. B. auch mit einem Press-Ball). Wird es rechtzeitig diagnostiziert, kann bei einem Karpaltunnelsyndrom das Tragen einer Nachtschiene helfen. Damit ist eine Ausheilung (beginnendes Stadium) möglich. Vermeiden Sie nach Möglichkeit Schmerzmittelinjektionen, denn sie bergen grundsätzlich die Gefahr einer Infektion.

Sportverletzungen – ein „heißes" Thema

Muskelzerrungen, Überdehnungen, Muskelfaser-, Sehnen-, Bänderrisse, Prellungen, Verstauchungen, Meniskusschäden, Knochenbrüche – die Liste der möglichen Sportverletzungen ist lang. Tatsächlich kommt es oft vor, dass sich jemand bei einer körperlichen Aktivität verletzt: Ungefähr 20 Prozent aller Unfälle gehen auf das Konto einer sportlichen Betätigung. Etwa zwei Millionen Menschen erleiden pro Jahr einen sportbedingten körperlichen Schaden. Etwa fünf Prozent davon benötigen deshalb ärztliche Hilfe. Eine vermehrte Risikobereitschaft und Selbstüberschätzung müssen hier als Gründe ebenso angeführt werden wie z. B. auch eine unzureichende Vorbereitung, Unachtsamkeit, Konzentrationsschwäche oder gar Fremdverschulden. Am häufigsten sind Schienbeinprellungen, die vor allem bei Ballspielen (z. B. Fußball) verursacht werden. Leicht können hier Lymph- und Blutgefäße geschädigt werden, und es bildet sich oft ein Bluterguss. Durch Umknicken (z. B. bei Ballspielen) kommt es nicht selten zu Bänderrissen, z. B. am Sprunggelenk. Auch Muskelzerrungen (z. B. am Oberschenkel) durch Überdehnungen der Muskelpartien sind häufig. Hierfür ist nicht selten der Start in die „Action" ohne Aufwärmphase als (Mit-)Ursache zu nennen. Schließlich können die Muskeln so stark überdehnt werden, dass sie reißen (Muskelfaserriss). Zu schnelle Bewegungen oder auch Tritte können diese Verletzungen begünstigen. Auch die Achillesferse wird beim Sport oft verletzt. Sie kann beim Springen (z. B. bei Ballspielen) oder auch beim beim Skifahren reißen. Ein besonders hohes Risikopotenzial haben folgende Sportarten: Squash, Fußball, Ski alpin, Hand- und Volleyball, Leichtathletik und Eishockey.

Die Verletzungen gehen oftmals mit klassischen Entzündungszeichen wie Rötung, Erwärmung, Schwellung und Schmerz einher. Wichtig ist es hier, möglichst rasch, aber angemessen zu handeln. Häufig kommt die PECH-Regel zur Anwendung. Diese steht für „Pause, Eis, Compression und Hochlagern". Der Sport sollte bei einem Unfall sofort unterbrochen werden. Es ist nicht empfehlenswert, die „Zähne zusammenzubeißen" und weiterzutrainieren. Die betroffenen Stellen werden mit kaltem Wasser oder Eis gekühlt, wodurch sich die Blutgefäße verengen und Schwellungen zurückgehen können. Das Anlegen eines Druckverbands unterstützt den Rückgang der Wasseransammlungen zusätzlich und trägt zur Schmerzlinderung bei. Die verletzte Körperstelle sollte nach Möglichkeit hochgelagert werden, um einen Rückfluss des Bluts aus dem Wundgebiet zum Herzen hin zu gewährleisten. Nehmen die Entzündungszeichen trotz dieser Maßnahmen nicht innerhalb weniger Stunden ab, sollte man sich therapeutische Hilfe holen. Sportverletzungen müssen glücklicherweise eher selten operiert werden. In der Regel werden schmerz- und entzündungshemmende Medikamente, Schmerzsalben, Krankengymnastik und z. B. auch die Elektrotherapie eingesetzt.

Wie kann MSM helfen?

Sehr wichtig ist es, den verletzten Körperteilen eine ausreichende Heilungszeit einzuräumen und nicht zu früh wieder mit dem Sporttraining anzufangen. Man bedenke, dass Muskelverletzungen mindestens drei Wochen, Sehnenschäden sechs Wochen und Verletzungen am Gelenk im Durchschnitt drei Monate zur

Heilung benötigen. Wer es nicht abwarten kann und allzu rasch wieder sportliche Aktivitäten aufnimmt, riskiert nicht nur einen Rückfall, sondern auch eine möglicherweise früh einsetzende Arthrose. Zur positiven Wirkung von MSM auf die körperlichen Anpassungsmechanismen beim Sport liegt eine Reihe von Untersuchungen vor. In einer placebokontrollierten Studie wurde das Blut von gesunden, sportlich aktiven Männern anhand von Laborparametern auf Muskelstress beim Laufen hin untersucht. Die Studienteilnehmer bekamen täglich für den Zeitraum von zehn Tagen MSM (bzw. ein Placebo). Danach unterzogen sie sich einem Lauf von insgesamt 14 Kilometern Länge. Die Blutabnahmen erfolgten sowohl in der MSM- als auch in der Placebogruppe zu Beginn der Untersuchung sowie vor dem Lauf. Nach Beendigung des Laufs wurden ihnen im Abstand von 30 Minuten, zwei Stunden, 24 und 48 Stunden Blutproben entnommen. Im Ergebnis ergaben die ermittelten Parameter für die Muskelfunktion und die Muskelbelastung im Fall der MSM-Anwendung ein deutlich besseres Profil als für die Placebogruppe. Das wurde vor allem auf die antioxidative Kapazität des organischen Schwefellieferanten zurückgeführt, denn die im Zug der körperlichen Aktivitäten entstehenden freien Radikale können die Muskelzellen schädigen und die Verletzungsgefahr ansteigen lassen. Dies ließ sich durch die Ermittlung der Radikalbelastung und die Erfassung der antioxidativen Kapazität auch bestätigen. Bei den Teilnehmern der Placebogruppe stieg die Belastung mit freien Radikalen – im Vergleich zur MSM-Gruppe – an, und die Aktivität radikalfangender Enzyme nahm (im Unterschied zur MSM-Gruppe) ab. Auch in einer anderen Studie, die mit 80 jungen Männern (Durchschnittsalter 27 Jahre) durchgeführt wurde, zeigte sich eine deutliche Verbesserung des antioxidativen Verteidigungssystems durch die Anwendung von MSM. Gleichzeitig wurde hier das Abbauprodukt Laktat (Salz der Milchsäure) im Blut erfasst, das in der Sportleistungsdiagnostik eine erhebliche Bedeutung hat. Denn wenn die Muskeln sauer werden, nimmt die Leistungsfähigkeit im Allgemeinen ab, und es können leichter Schmerzzustände auftreten. In der hier erwähnten Untersuchung führte die Gabe von MSM zu einer deutlichen Verminderung der Säurelast, was sich letztlich positiv auf die Leistungsfähigkeit auswirken kann. MSM ist aber nicht nur zur Unterstützung der Stoffwechselanpassung bei sportlichen Aktivitäten sinnvoll, sondern auch zur Behandlung von Sportverletzungen. Hierbei kommen vor allem die entzündungshemmenden und schmerzstillenden Wirkungen der schwefelhaltigen Natursubstanz zum Tragen. Zudem werden die Gelenke mit wertvollem organischem Schwefel versorgt. Der Genesungsprozess kann so auf gut verträgliche Weise gefördert werden.

Mein Tipp: Beginnen Sie Sport nie ohne eine vorhergehende angemessene Aufwärmphase. Machen Sie zehn Minuten lang Dehn- und Streckübungen – Ihre Muskeln werden es Ihnen danken! Achten Sie auf gutes Schuhwerk. Seien Sie nicht übermäßig ehrgeizig und nicht zu streng mit sich. Wenn Sie am Ende Ihrer Kräfte sind, legen Sie Pausen ein. Sollten Sie sich trotz aller Vorsichtsmaßnahmen verletzt haben, fangen Sie nicht zu früh wieder mit dem Training an. Eine ausreichende Heilung beugt der – durch die Verletzung begünstigten – Arthrose vor.

WAS SIE ÜBER DIE ANWENDUNG VON MSM WISSEN SOLLTEN (FAQ)

Muss ich zum Arzt?

MSM ist (rezeptfrei) als Nahrungsergänzungsmittel erhältlich. Obgleich zur Anwendung von MSM zahlreiche Untersuchungen und noch deutlich mehr positive Erfahrungen aus der Praxis vorliegen und der Naturstoff als gut verträglich gilt, soll hier nicht der Eindruck erweckt werden, dass dadurch in jedem Fall die Behandlung durch einen Arzt ersetzt werden könnte. Bevor Sie auf eigene Faust Medikamente absetzen oder in Eigenregie Schmerzen und Verletzungen zu behandeln versuchen, sollten Sie zur Abklärung bestehender Beschwerden therapeutische Hilfe in Anspruch nehmen. Das ist in vielen Fällen unverzichtbar. Es ist sehr wichtig, nach den Ursachen von Entzündungen und/oder Schmerzen zu forschen und nicht nur die auftretenden Symptome zu behandeln. In vielen Fällen sind sicherlich bildgebende Diagnoseverfahren oder auch Laboruntersuchungen zur Abklärung nötig.

Wie hoch sollte MSM dosiert werden?

Die Dosierungsempfehlungen für die praktische Anwendung von MSM liegen bei 500 Milligramm bis zu einem Gramm am Tag. Bei sehr starken Schmerzen können auch bis zu zwei Gramm MSM pro Tag eingenommen werden, wobei auch das Körpergewicht zu berücksichtigen ist. Schlanke Menschen, die wenig Gewicht auf die Waage bringen, sollten mit der Dosierung vorsichtiger sein und eher bei einem bis maximal zwei Gramm MSM bleiben. Menschen mit höherem Körpergewicht können bis zu

drei Gramm MSM am Tag zu sich nehmen. (In den USA sind übrigens noch höhere Gaben üblich.)
Auch die Anwendungsdauer sollte bei der Wahl der Zufuhrmengen berücksichtigt werden. Grundsätzlich können bei akuten Schmerzen und Entzündungen zu Beginn der Behandlung durchaus höhere Dosierungen (ein bis drei Gramm/Tag) angewendet werden. Als „Erhaltungsdosis" bei längerer Anwendung kann man mit geringeren Mengen (500 Milligramm bis ein Gramm) auskommen. Dies gilt vor allem dann, wenn MSM in Kombination mit Knorpelstoffen (Glucosaminhydrochlorid, Chondroitinsulfat), Hyaluronsäure und Pflanzenextrakten verabreicht wird (s. u.), denn es ist von einer wechselseitigen unterstützenden Wirkung der Einzelstoffe auszugehen. In diesen Fällen reicht in der Regel eine geringere Dosierung (500 bis 700 Milligramm/Tag) aus.

Ist die Kombination von MSM mit anderen Naturstoffen sinnvoll?

Häufig wird die Gabe von MSM allein nicht ausreichen. Bei vielen Gelenk- und Muskelproblemen ist die Kombination aus MSM und Knorpelstoffen sinnvoll, denn damit lässt sich gleichzeitig die Ernährung und Regeneration der Gelenke sowie die Beweglichkeit verbessern. Zudem wirken ja auch diese Stoffe entzündungshemmend und schmerzstillend und ergänzen damit in sinnvoller Weise die Wirkung von MSM. Hierbei muss allerdings auf eine ausreichend hohe Dosierung der Knorpelstoffe (in Kombination mit Mangan) geachtet werden. Von Glucosaminhydrochlorid sollten mindestens 1500 Milligramm/Tag, von Chondroitinsulfat 1200 Milligramm/Tag und von der Hyaluronsäure 80 bis 100 Milligramm/Tag aufgenommen werden. Werden diese Stoffe zu niedrig dosiert, ist nicht mit einer positiven Wirkung (Abnahme der Schwellungen und Schmerzen) zu rechnen. Man kann die Knorpelstoffe und MSM noch durch entzündungshemmende Pflanzenextrakte (wie z. B. Brennnesselextrakt, Hagebuttenextrakt) ergänzen. Falls Sie Interesse an einem solchen optimal dosierten Kombinationspräparat aus MSM, Glucosaminhydrochlorid, Chondroitinsulfat, Hyaluronsäure, Mangan, Hagebutten- und Brennesselextrakt haben, kann ich Ihnen gerne eines empfehlen. Sprechen Sie mich an. Meine Kontaktdaten finden Sie auf S. 119.

Wie lange sollte ich MSM anwenden?

MSM ist ein Naturstoff und kein klassisches Schmerzmedikament. Demzufolge setzen die positiven Effekte auch nicht über Nacht ein, sondern etwas zeitverzögert. So kann es sein, dass sich die gewünschte Wirkung erst nach zwei bis vier Wochen zeigt. Viele Anwenderinnen und Anwender machen aber die Erfahrung, dass sie bereits in den ersten beiden Wochen der MSM-Gabe eine positive Veränderung verspüren und sie die zeitgleich angewendeten Schmerzmedikamente in ihrer Dosierung reduzieren oder sogar ganz absetzen können. Bei akuten Schmerzen und Entzündungen empfiehlt sich eine Anwendung über ein paar Wochen – bis die Beschwerden abgeklungen sind. In Abhängigkeit von der gewählten Dosierung kann MSM – infolge seiner guten Verträglichkeit – durchaus langfristig eingesetzt werden. Das kann z. B. bei Gelenkerkrankungen (z. B. Arthrose) erforderlich sein, da hier Entzündungen bzw. Schmerzzustände häufig über einen längeren

Zeitraum bestehen bleiben. Bei vielen Menschen genügt aber auch eine kurmäßige Anwendung über drei bis vier Monate.

Ist MSM gut verträglich? Sind Nebenwirkungen zu befürchten?

Der schwefelhaltige Naturstoff gilt als gut verträglich. Nebenwirkungen sind kaum zu erwarten. In Einzelfällen kann es zu leichten Verdauungsstörungen oder Hautreaktionen kommen. Auch ein Auftreten allergischer Reaktionen konnte nicht beobachtet werden. Zur Ermittlung möglicher toxischer Wirkungen wurde MSM mit steigenden Dosierungen im Tierversuch getestet. Die Tiere zeigten bei einer täglichen Aufnahme von 1,5 Gramm/Kilogramm Körpergewicht über einen Zeitraum von drei Monaten hinweg keine nachteiligen Effekte. Übertrüge man die Ergebnisse auf den Menschen, wären das bei einer 70 Kilogramm schweren Person 105 Gramm pro Tag! Eine derart hohe Dosierung ist in der praktischen Anwendung auch nicht annähernd realistisch. In Untersuchungen mit Freiwilligen, die über einen Zeitraum von vier Wochen hinweg täglich etwa 60 (bis 90) Gramm MSM einnahmen, konnten keine nennenswerten negativen Begleiterscheinungen festgestellt werden. Dennoch sollte man auch hier bedenken, dass „mehr" nicht unbedingt „mehr" hilft.

Sind Wechselwirkungen zwischen MSM und Arzneimittelwirkstoffen bekannt?

Es sind keine Wechselwirkungen zwischen MSM und Arzneimittelwirkstoffen bekannt. Allerdings ist MSM für seine durchblutungsfördernde Wirkung bekannt, was bei der gleichzeitigen

Einnahme von durchblutungsfördernden Medikamenten (z. B. Marcumar, Heparin) zu berücksichtigen ist. Es kann sein, dass in solchen Fällen das Arzneimittel etwas niedriger dosiert werden muss. Sprechen Sie mit Ihrem Arzt darüber.

Gibt es Gegenanzeigen? Wann sollte auf die Anwendung von MSM verzichtet werden?

Da Erfahrungen mit der Einnahme von MSM während der Schwangerschaft und der Stillzeit fehlen, sollte der Naturstoff während dieser Lebensphasen nicht angewendet werden.

Zum Abschluss

MSM ist ein beachtenswerter, im Allgemeinen gut verträglicher Naturstoff, dessen Einsatz in vielen Fällen – als Alternative zu den klassischen Schmerzmitteln – empfehlenswert erscheint. Es liegen zahlreiche wissenschaftliche Untersuchungen vor, die zeigen, dass MSM Schmerzen und Entzündungen wirkungsvoll bekämpfen kann. Allerdings ist es wichtig, hier nochmals darauf hinzuweisen, dass die Patienten nicht eigenmächtig – ohne Rücksprache mit dem behandelnden Arzt – eine von ihm verordnete Therapie ändern oder absetzen sollten.

Wenn Sie Fragen zu Produktkombinationen, Empfehlungen oder Anwendungen haben, können Sie mich gerne kontaktieren.

Meine Kontaktdaten finden Sie auf meiner Webseite:
www.prof.drmdoell.de

LITERATURHINWEISE (AUSWAHL)

Amirshahrokhi, K./Bohlooli, S./Chinifroush, M.M., *Toxicology and Applied Pharmacology,* 15. Juni 2011, 253 83): 197-202

Barmaki, S./Bohlooli, S./Khoshkhahesh, F./ Nakhostin-Roohi, B., *The Journal of Sports Medicine and Physical Fitness,* April 2012; 52(2):170-4.

Barrager, E./ Veltmann, J.R. Jr/ Schauss, A.G./ Schiller, R.N., Journal of Alternative and Complementary Medicine, April 2002; 8(2): 167-73.

Berardesca, E./Cameli, N./Cavalotti, C./Levy, J.L./ Pierard, G.E./de Paoli Ambrosi, G., *Journal of Cosmetic Dermatology*, März 2008; 7 81): 8-14

Bockowski,L./Sobaniec, W./Kulak, W./Smigielska-Kuzia, J., *Pharmacological Reports*, Juli-August 2008; 60 (4): 542-8

Brien, S./Prescott, P./Bashir, N./Lewith, H./Lewith, G., *Osteoarthritis Cartilage Journal,* November 2008; 16(11): 1277-88.

Debbi, E.M./Agar, G./Fichman, G./Ziv, Y.B./Kardosh, R./Halperin, N./Elbaz, A./Beer, Y./Debi, R., *BMC Complementary and Alternative Medicine*, Juni 2011; 27; 11:50.

Gallagher, B./Tjoumakaris, F.P./Harwood, M.I./ Good, R.P./Ciccotti, M.G./Freedman, K.B., *The American Journal of Sports Medicine*, März 2015; 43(3): 734-44.

Gulick, D.T./Agarwal, M./Josephs, J./Reinmiller, A./Zimmerman, B., *The Journal of Strength and Conditioning Research,* September 2012; 26(9): 2478-83.

Gumina, S./Passaretti, D./Gurzì, M.D./Candela, V., *Current Medical Research and Opinion, November* 2012; 28(11): 1767-74.

Joksimovic, N./Spasovski, G./Joksimovic, V./ Andreevski, V./Zuccari, C./Omini, C.F., Updates in Surgery, September 2012; 64(3):195-201.

Joung, Y.H./Lim, E.J./Darvin, P./Chung, S.C./Jang, J.W./Do Park, K./Lee, H.K./Kim, H.S./Park, T./Yang, Y.M., *PLoS One* 2012; 7(10): e47477.

Kim, L.S./Axelrod, L.J./Howard, P./Buratovich, N./ Waters, R.F., *Osteoarthritis Cartilage Journal*, März 2006; 14(3): 286-94. Epub 23. November 2005

Lin, A./Nguy, C.H./Shic, F./Ross, B.D., *Toxicology Letters Journal*, 15. September 2001; 123(2-3): 169-77.

Nakhostin-Roohi, B./Barmaki, S./Khoshkhahesh,F./ Bohlooli S., *Journal of Pharmacy and Pharmacology*, Oktober 2011; 63(10): 1290-4.

Notarnicola, A./Tafuri, S./Fusaro, L./Moretti, L./Pesce, V./Moretti, B., *Advances in Therapy*, Oktober 2011; 28(10): 894-906.

Notarnicola, A./Maccagnano, G./Moretti, L./Pesce, V./Tafuri, S./Fiore, A./Moretti, B., *International Journal of Immunopathology and Pharmacology*, März 2016; 29(1): 140-6.

Tant, L./Gillard, B./Appelboom, T., Current *Therapeutic Research, Clinical and Experimental (CTR)*, November 2005; 66(6): 511-21.

Tripathi, R./Gupta, S./Rai, S./Mittal, P.C., *Journal Cellular and Molecular Biology (Noisy-le-Grand, Frankreich)*, 12. Februar 2011; 57(1): 62-9.

Xu, G./Zhou, T./Gu, Y./Wang, Q./Shariff, M./Gu, P./ Nguyen, T./Shi, R./Rao, J., *International Journal of Biomedical Science*, 11. Juni 2015 (2): 54-60

ÜBER DIE AUTORIN

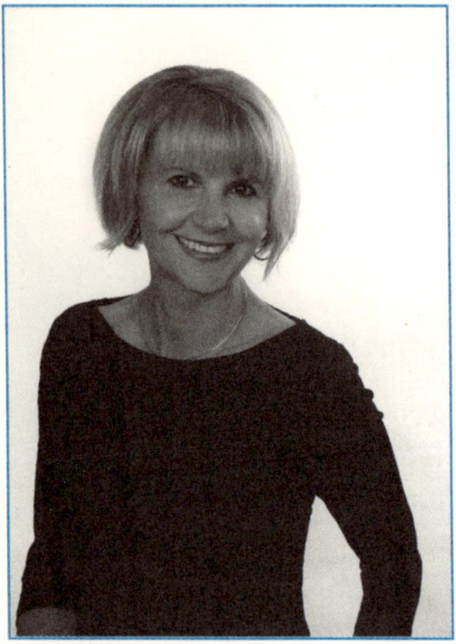

Frau Prof. Dr. rer. nat. Michaela Döll ist im In- und Ausland seit langer Zeit als ernährungsmedizinische Expertin bekannt. Seit mehr als 20 Jahren ist sie auf Kongressen und Seminaren in der Weiterbildung von Therapeuten aktiv. Sie ist Professorin an der Universität Braunschweig im Fachbereich Lebensmittelchemie. Ihre Arbeitsschwerpunkte sind Vitalstoffmedizin, Ernährung, Zivilisations- und umweltbedingte Erkrankungen. Mit über 250 Fachartikeln und inzwischen 15 Büchern hat sie sich in der Fachwelt längst einen Namen gemacht, ihr Expertenrat ist auch in TV-Sendungen und im Hörfunk gefragt.

www.prof.drmdoell.de

REGISTER

IMPRESSUM

FSC
www.fsc.org
MIX
Papier aus verantwortungsvollen Quellen
FSC® C083411

Verlagsgruppe Random House FSC®N001967

Projektleitung: Hannes Frisch
Schlussredaktion: Katharina Lisson
Korrektorat: Claudia Fritzsche
Layout und Satz: Jürgen Kiermeier, Layer-Cake, Glonn
Umschlaggestaltung: zeichenpool, München, unter Verwendung von Bildern von Shutterstock Images LLC Nr. 284433875, 109561067 und 231292126
Druck & Bindung: CPI books GmbH, Leck
Printed in Germany

ISBN 978-3-517-09514-1
1. Auflage 2016